The book of IT by Bev Aisbett

ドキドキ、バクバクを
コントロールする方法

不安を乗り越える10のステップ

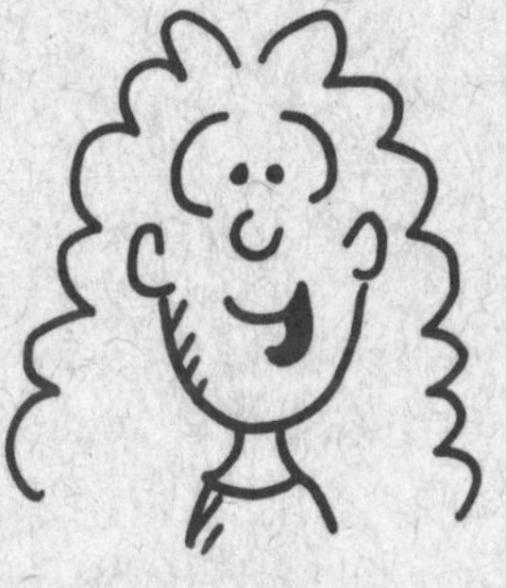

ベヴ・エイズベット 著
入江真佐子 訳

大和書房

The book of IT

by

Bev Aisbett

First published in English in Sydney, Australia
by HarperCollins Publishers Australia Pty Limited in 2001
as The Little Book of IT.
This format published in 2008.
Japanese translation rights arranged
with HarperCollins publishers Australia Pty Limited,
Sydney through Motovun Co. Ltd., Tokyo.

この本について

『パニック障害なんてこわくない！』『パニック障害とうまくつきあうルール』（ともに大和書房）などで好評を博したオーストラリアのマンガ家、ベヴ・エイズベットは、不安やうつで悩む人々のさらなる助けになれば、とワークショップを立ち上げました。

1998年以来、そのワークショップで行なっている「WORKING WITH IT」回復プログラムは、大勢の人々が不安でたまらない状態から回復するのを助けてきました。

本書はこのワークショップの基本となる10のステップに沿ったもので、不安状態から自分で抜け出すための基本ツールを解説しています。

CONTENTS

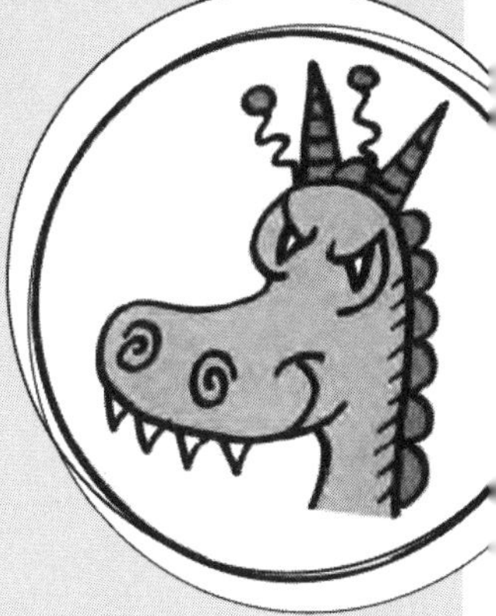

STEP0

不安の正体とは？

まだそれほど「あいつ」のことを知らない人のために
「あいつ」を紹介しよう。
…これが「あいつ」!

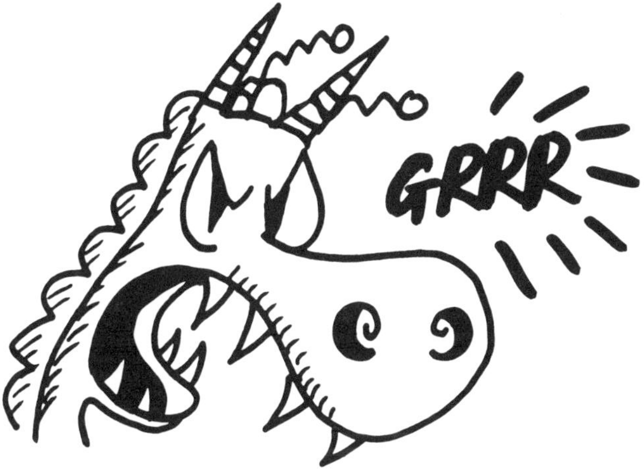

あなたがパニック発作に襲われたり、
不安を感じたりするのは
頭の中に「あいつ」がいるせい。

「あいつ」のせいであなたはちょっと困ったことになる…

手に汗をかいたり…

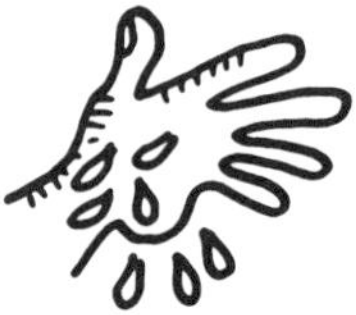

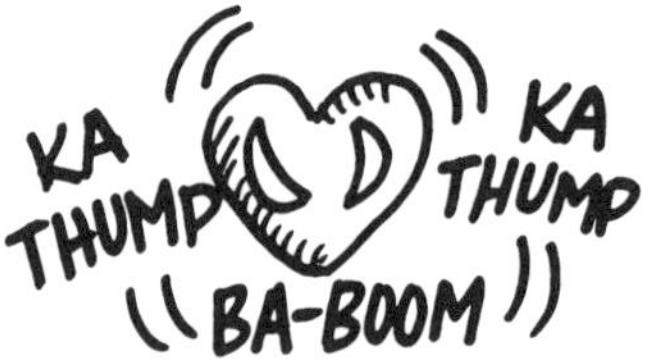
KA
THUMP
KA
THUMP
BA-BOOM

心臓がどきどきしたり…

…胃がねじれたり…

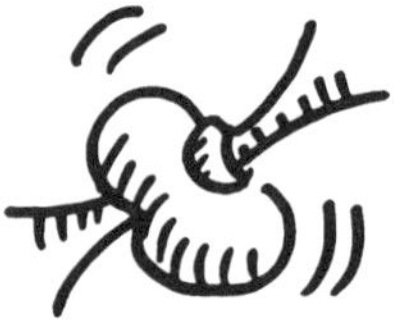

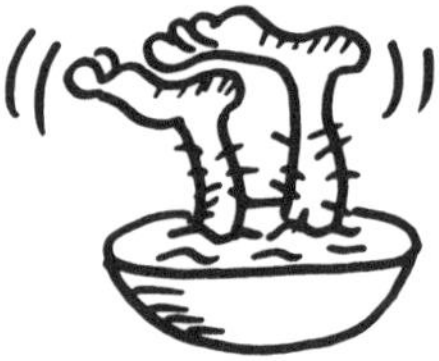

…脚がワナワナしたり
することもある。

「あいつ」に出会ったのは
偶然だと思っているかもしれない。

…青天の霹靂
のように…

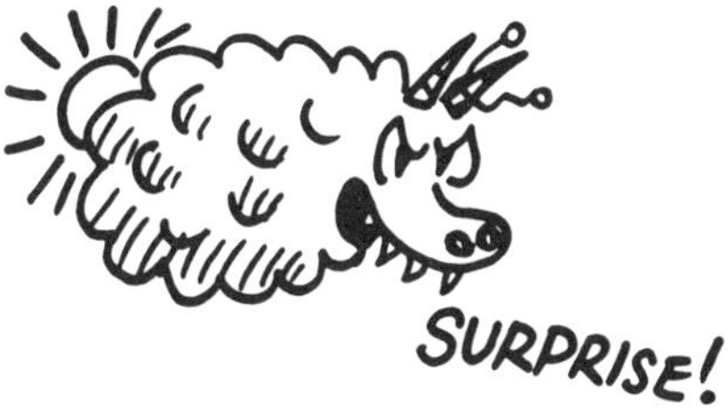
SURPRISE!

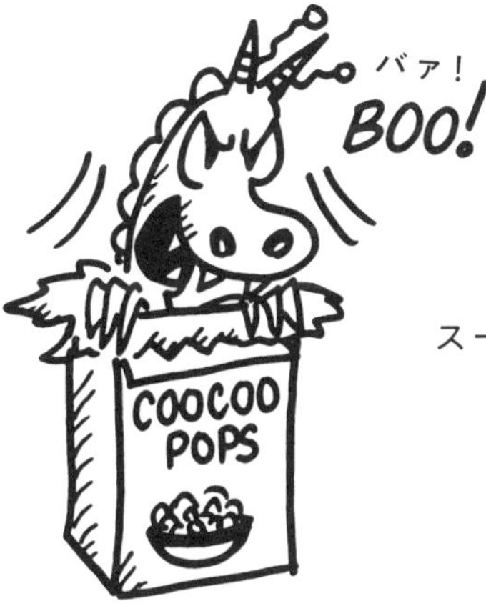
バァ!
BOO!
COOCOO
POPS

…あるいは、
スーパーマーケットで…

…あるいは
だいじな会議で…

次の件は？

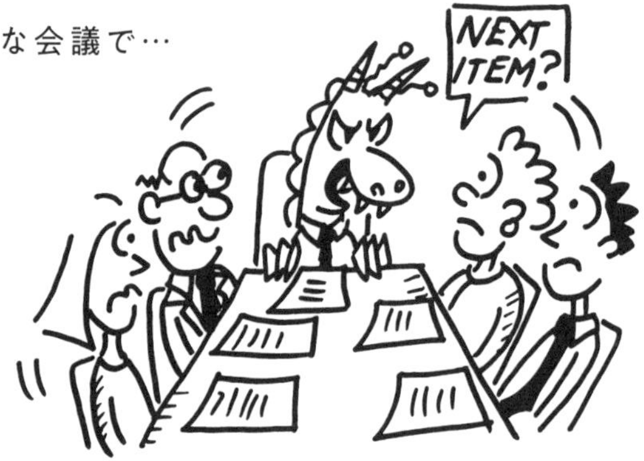
NEXT ITEM?

やあ！

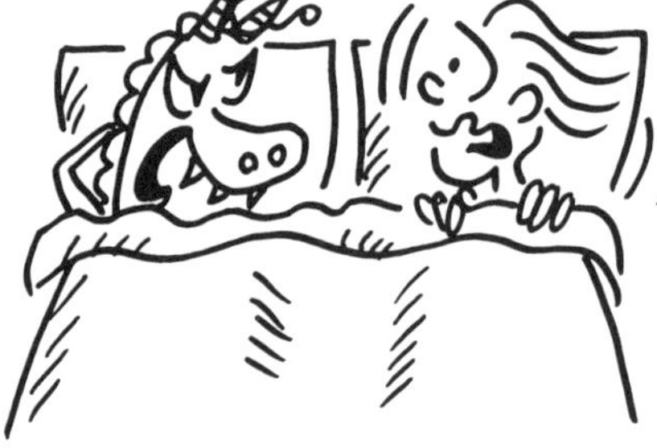
HI THERE!

…家の中でさえも！

…「あいつ」はところかまわず

飛び出してくるので、

今度はいつどこで飛び出してくるかわからない！

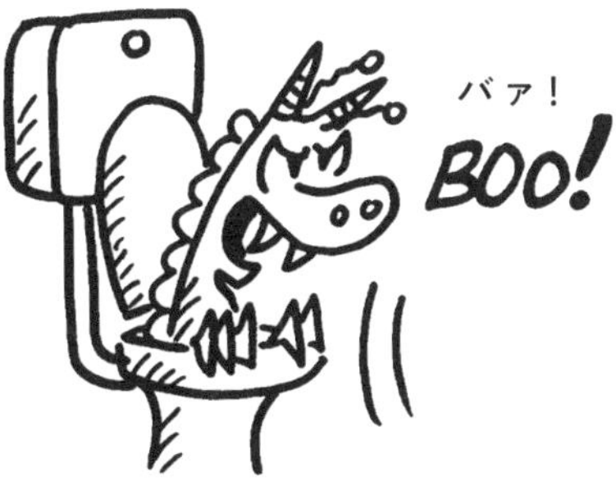
バァ！
BOO!

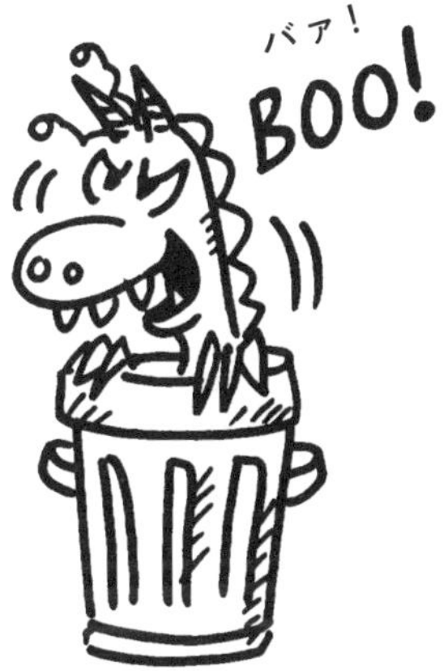
バァ！
BOO!

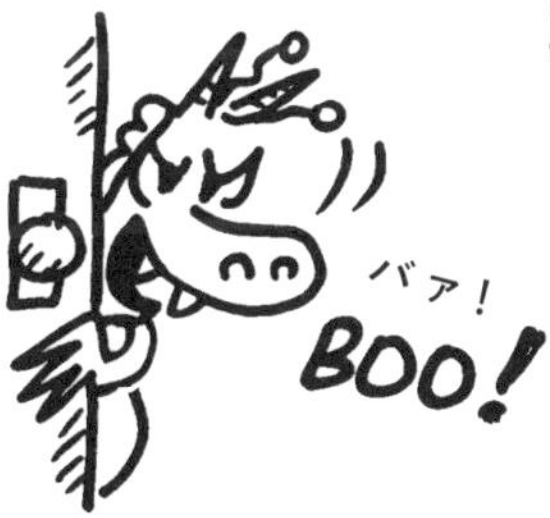
バァ！
BOO!

当然、あなたはすごく心配になる。

いまやあなたは悪循環にとらわれてしまっている。

すごく怖いので…

「あいつ」が戻ってくるのをおそれる。

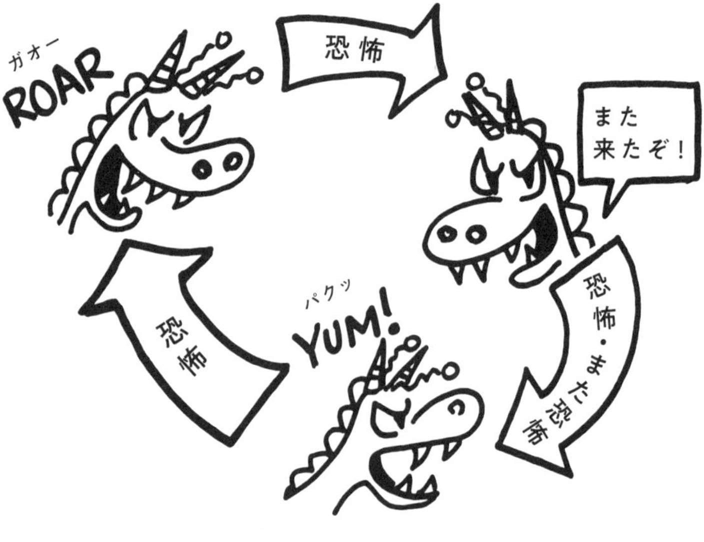
ROAR《ガオー》
恐怖
また来たぞ！
恐怖・また恐怖
YUM!《パクッ》
恐怖

「あいつ」はどんどん大きくなる！

「あいつ」は恐怖を食べて育つ。

で、もうお手上げだという気になって、

こう考える…

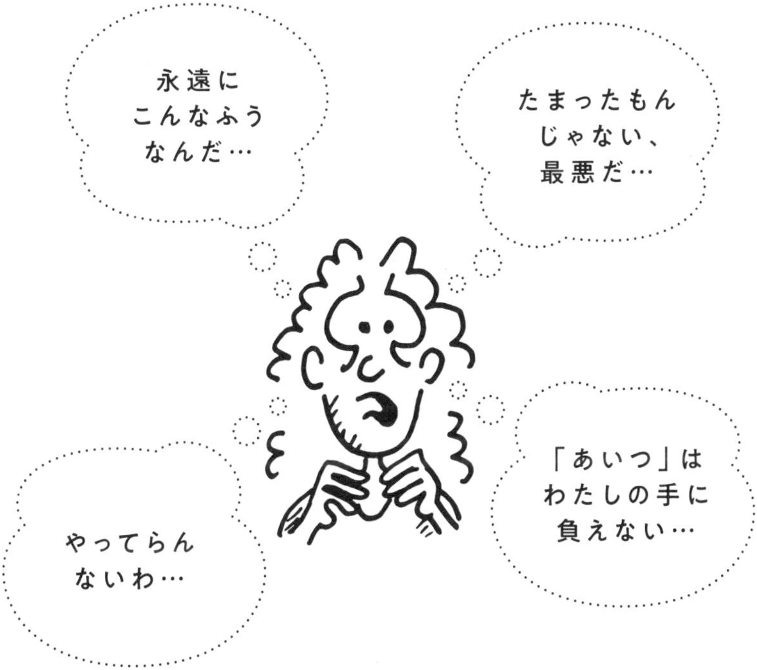
永遠に
こんなふう
なんだ…
たまったもん
じゃない、
最悪だ…
やってらん
ないわ…
「あいつ」は
わたしの手に
負えない…

自分を怖がらせることばかり言っている！

でも、いちばん思っているのは…

どうして
わたしなの？

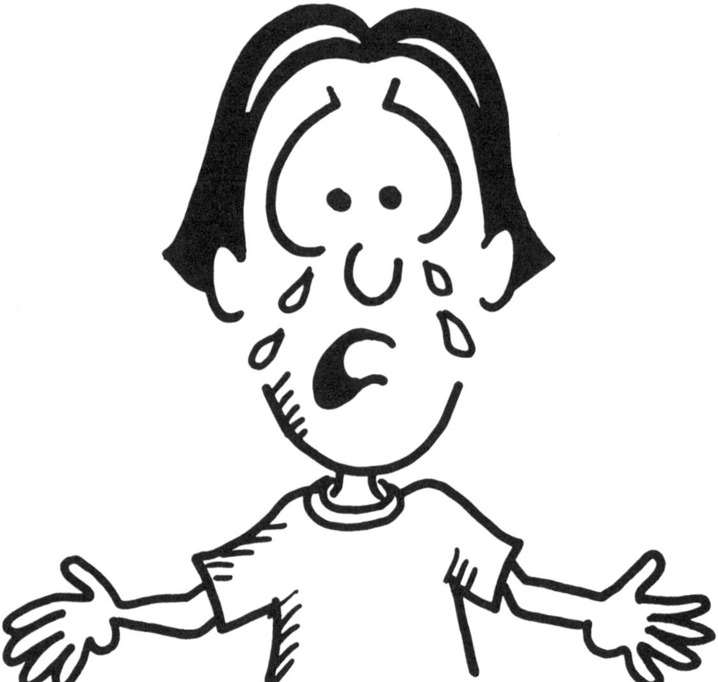

では、この質問に答えてみよう。

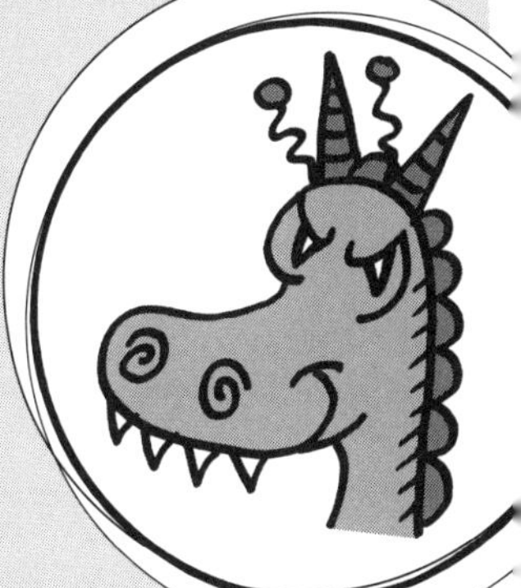

STEP1

どうして「あいつ」が
やってきたのかを
理解する

体と心の連携はじつにうまくできている！

奇跡と言ってもいいほど

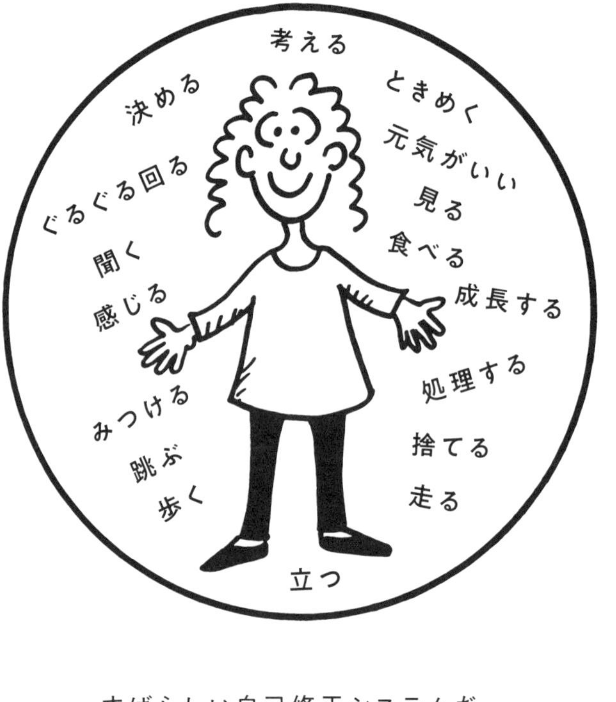

すばらしい自己修正システムだ。

このシステムの目的は
あなたのバランスを保つこと
——あなたが何をしたとしても！

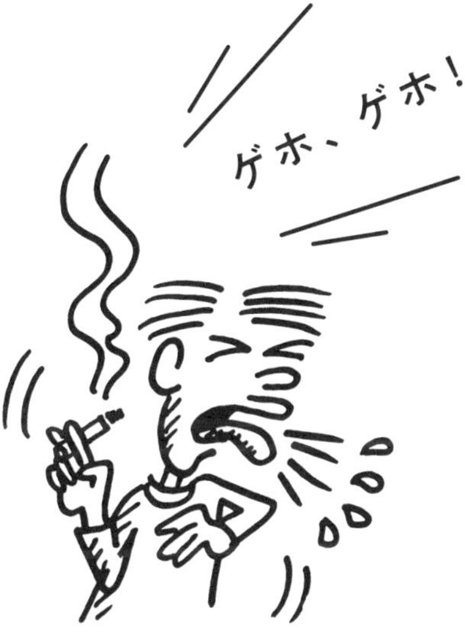

たとえば、煙草を吸うと、
毒素を外に出すために
咳がでる。

もし悪いものを食べたら
体が毒を排出してくれる。

使用中

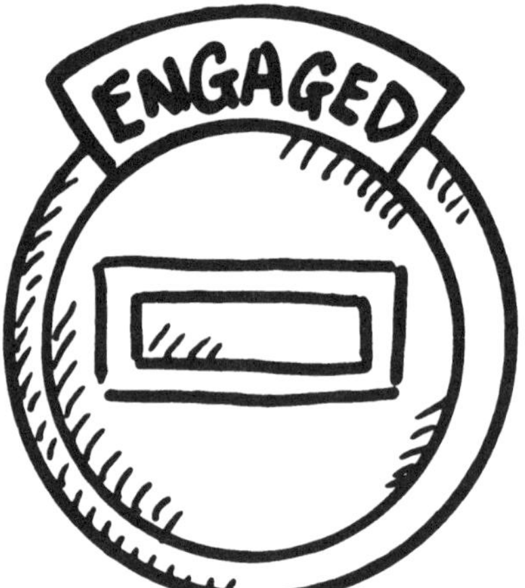

心と体はあなたを健康に保ちたいのだ！

体がバランスをとりもどそうとしているときに
現れる症状は、不愉快かもしれないけれど
あなたを傷つけようとしているわけではない。

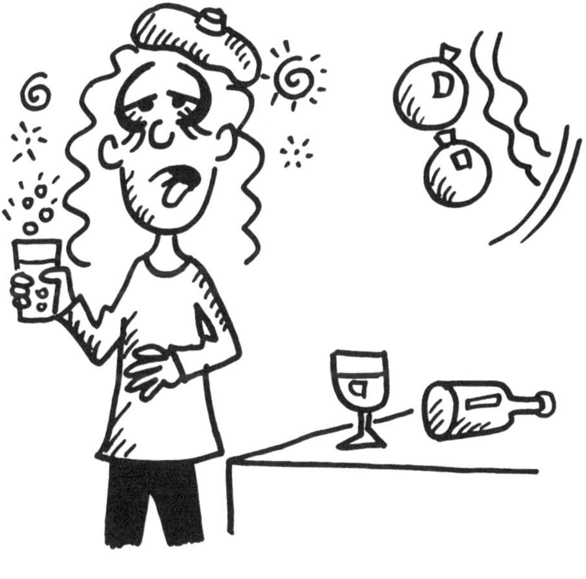

不安を感じるのも同じこと。

それは罰ではなく——警鐘なのだ！

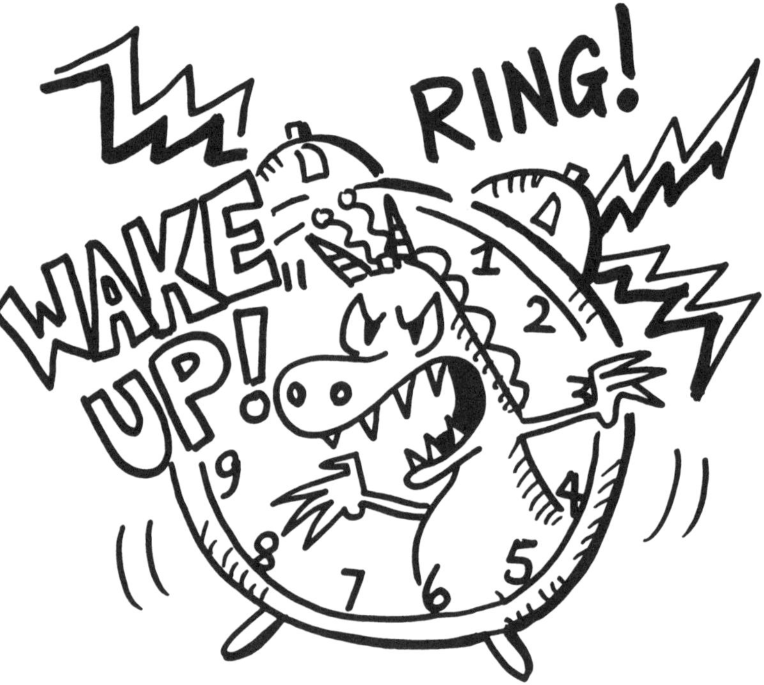

「そうね、わたしは
これまでずっと
とても張りつめて
いたんだと思うの」

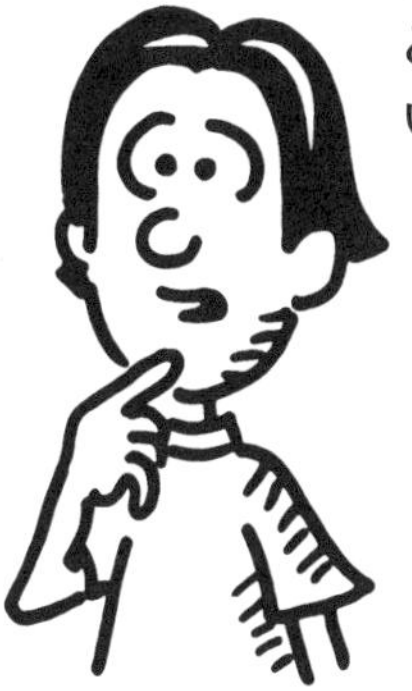

不安は「問題のはじまり」というよりは、
長年にわたって積み重ねられた身体的、
精神的、感情的ストレスの結果なのだ！

基本的には、

あなたはバランスを崩している！

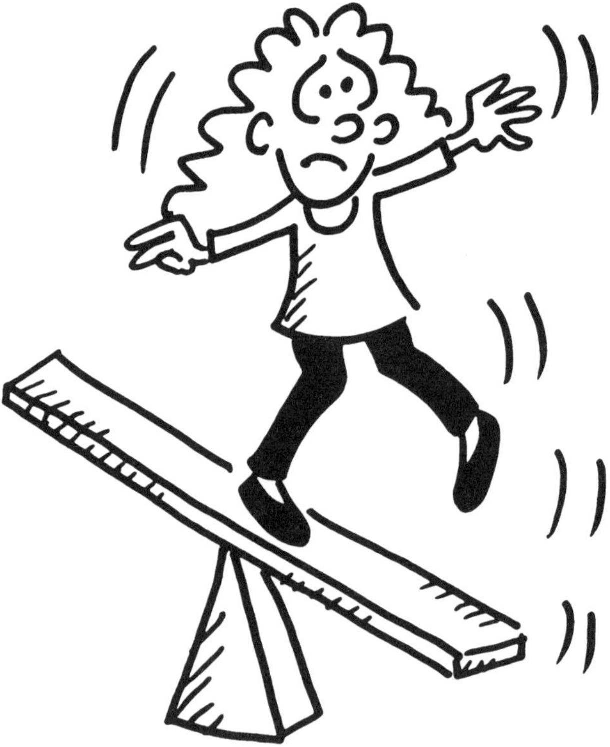

以下の質問に答えてみよう。

- 大変な子ども時代を過ごした？
- 絶対に許すことのできない人はいる？
- まちがいをすると自分を卑下する？
- しょっちゅう心配ばかりしている？
- 最悪のことを考えがち？
- 完璧でなくてはものごとを楽しめない？
- 人生はつらいものだという信念をもっている？
- 他人にどう思われるかを気にする？

- ☑ 他人と自分を比べる？
- ☑ 自分の気持ち
  ——特に怒りを表に出すのが苦手？
- ☑ 自分が得る以上に人に与えている？
- ☑ 自分の面倒をみるのと同じくらい
  他の人の面倒もみている？
- ☑ 自分にも他人にも批判的？

以上の質問の半分でも
「イエス」と答えたとしたら、
あなたの生活も精神面も
バランスを崩しているといえるかも……

こんなふうに見てみよう。
体調はものごとが
スムーズに運ぶかどうかにかかっている。
ちょうど車のように。

健全な車は

- ☑ あなたの要求にぴったり合う。
- ☑ いい燃料が入っている。
- ☑ 調子がいい。
- ☑ 限界までしか走らない。
- ☑ きちんと整備されている。

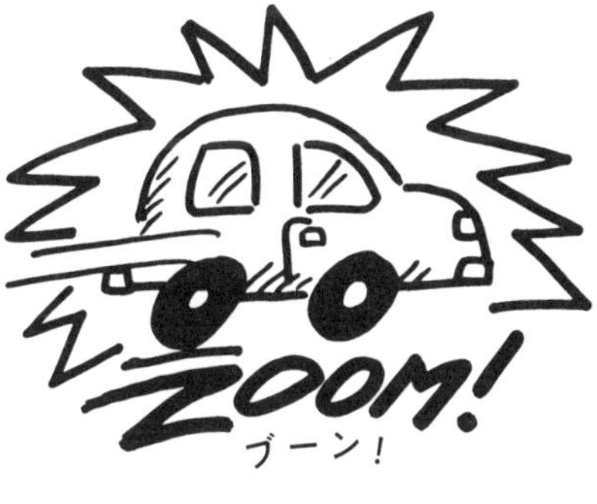

不健全な車は

- ☑ あなたの要求にこたえない。
- ☑ どんな古い燃料でも入れてしまう。
- ☑ 調子が狂っている。
- ☑ やりすぎというところまでがんばる。
- ☑ 整備をしてもらっていない。

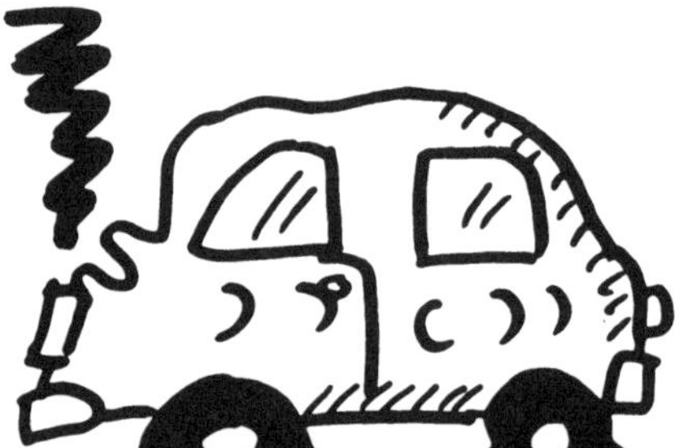

あなたは単なるもの以上の
もっと大切なもの。

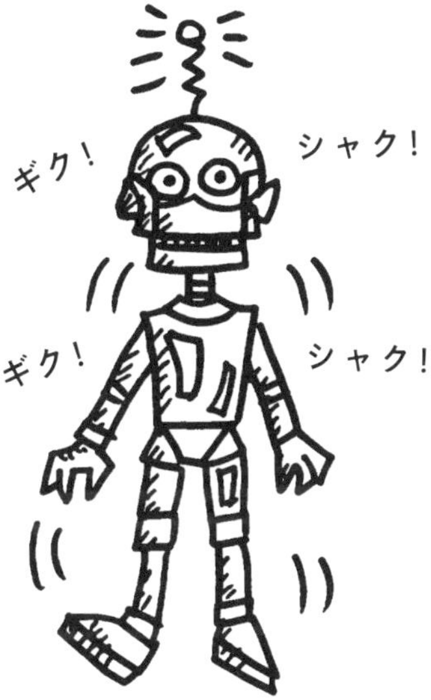

生活をスムーズに送るためには、
感情的、精神的な健全さも必要だ。

心の大切な部分を
大切にしたり、いやしたりするために、
これまでどれくらいの時間を
かけてきただろう？

あなたの心や精神はどれくらい健全だろう？

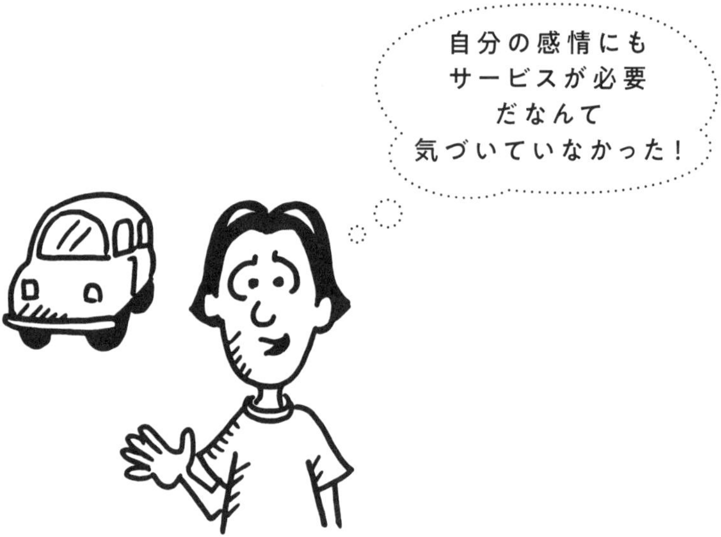
自分の感情にも
サービスが必要
だなんて
気づいていなかった！

これまでずっとそういうふうに
してきたのだとしたら、
あなたが不安を感じるのも
あたりまえなのでは？

だから、

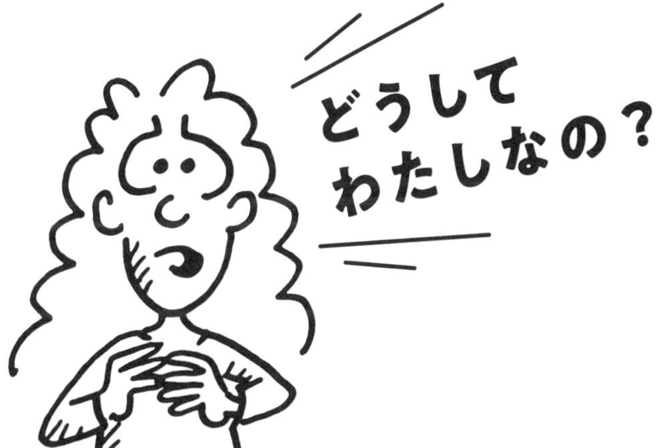

と尋ねるのではなく…

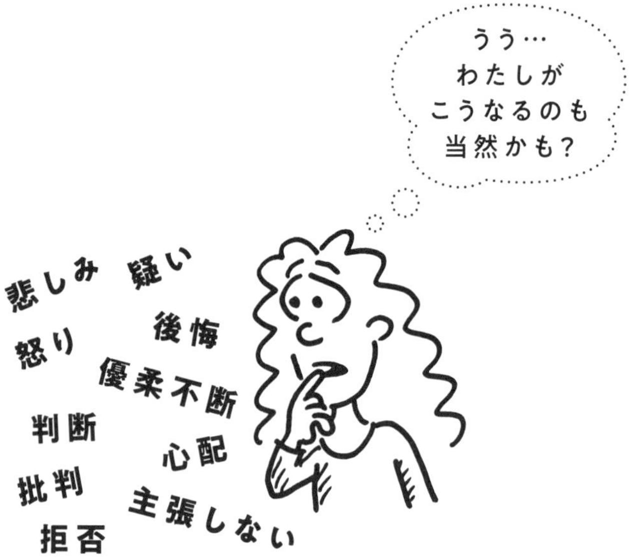

…と思うほうが理にかなっているかも。

STEP2

「あいつ」を受け入れる

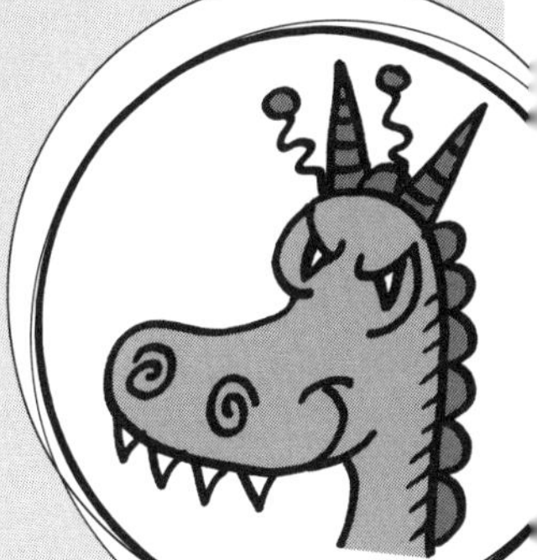

あなたは問題をかかえているかも…

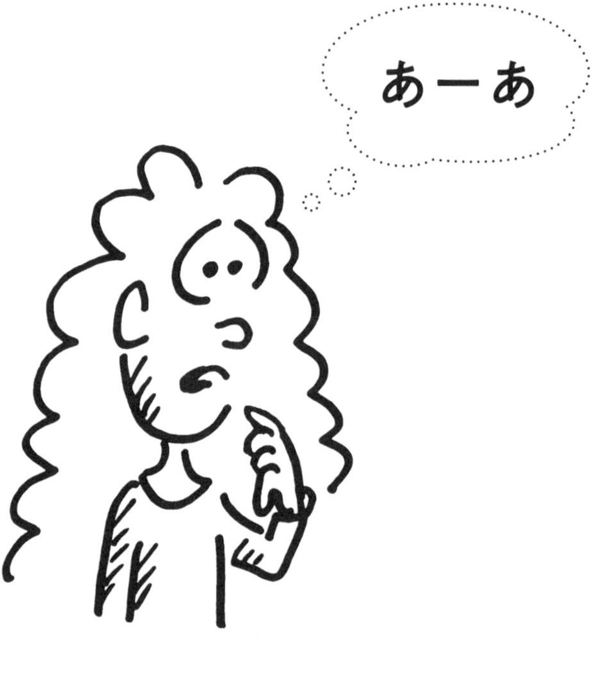

…それも　ものすごく、

おそろしくて、

たいへんな、

ひどい問題を

かかえているのかも！

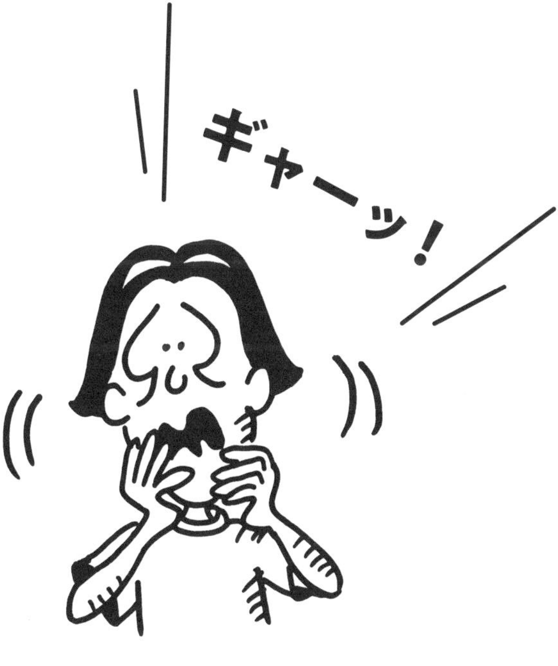

とりあえず、
不安と呼ばれている経験について
ざっと見てみよう。

あなたが
不安というこの状態に
たどり着いたのには、理由がある。

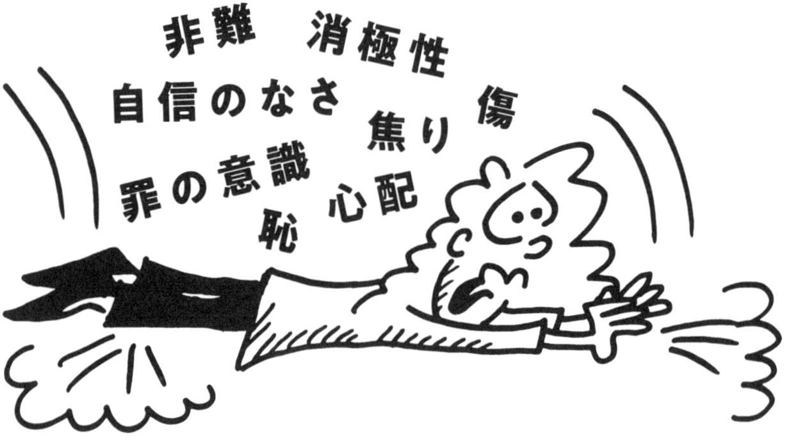

ストレスいっぱいで
生きてきたことを考えれば、
このストレスが高じすぎて
不安を生み出してしまったとしても
むりはない！

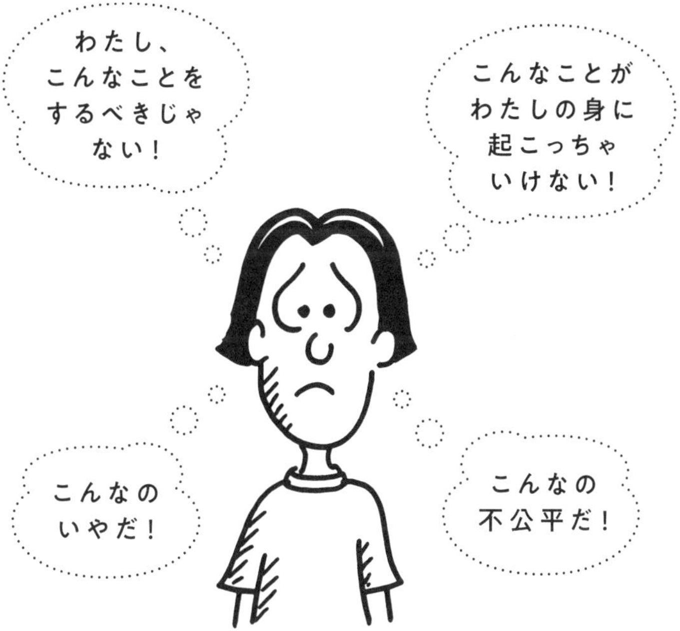
わたし、こんなことをするべきじゃない！
こんなことがわたしの身に起こっちゃいけない！
こんなのいやだ！
こんなの不公平だ！

自分のいる場所や、
自分が持っているもの、
自分が感じていることに
逆らえば逆らうほど、不安は
ますますつのる。

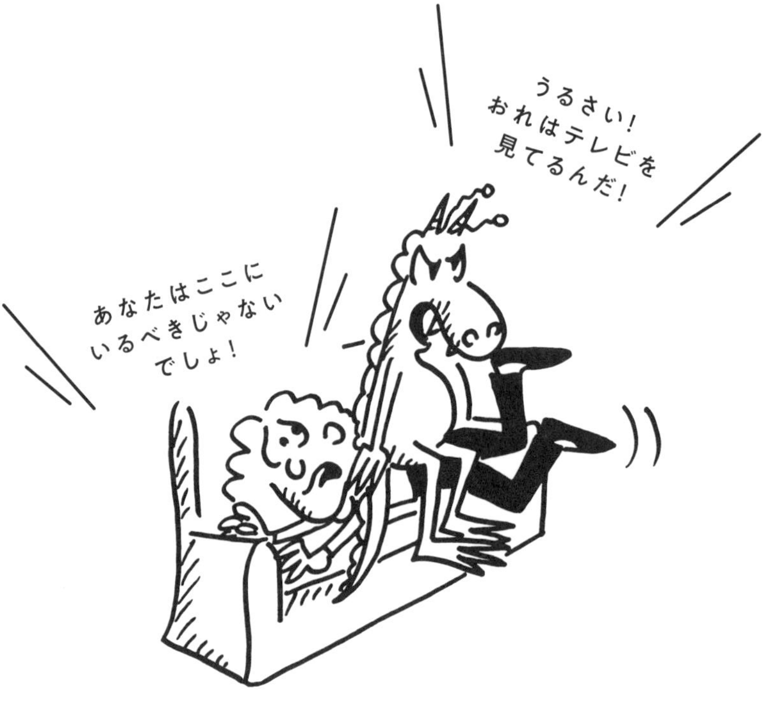
うるさい！
おれはテレビを
見てるんだ！
あなたはここに
いるべきじゃない
でしょ！

そして不安を気にすればするほど、

ますますつらくなる。

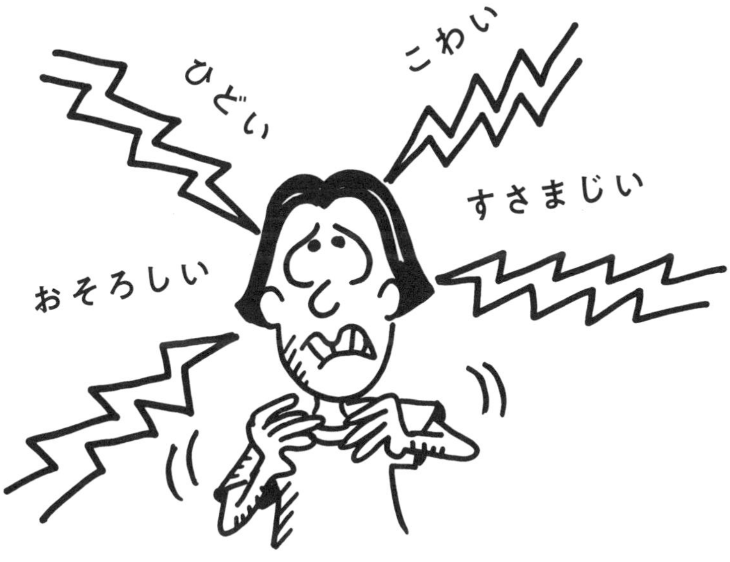

もしあなたが肉体的に疲れ果てて、
インフルエンザで倒れてしまったら、
理由があってインフルエンザにかかったと
受け入れるだろう。

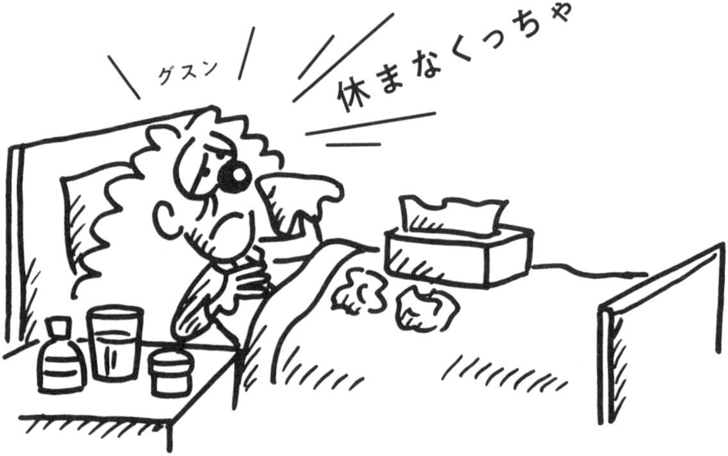

そして、その症状を
インフルエンザの一部として受け入れる。

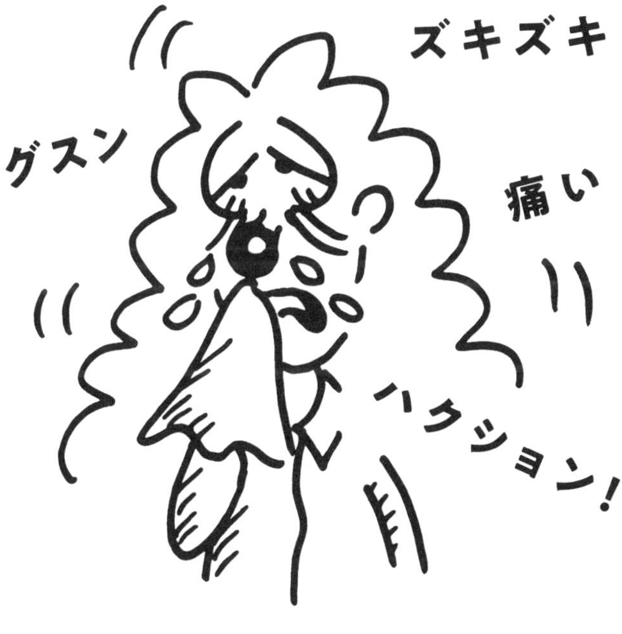

そして、
それが消えていくのを待つ…

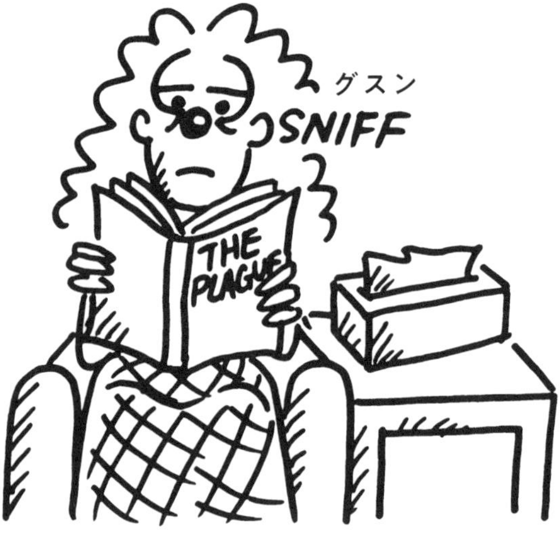

…また、あなたが賢明なら、
そもそもあなたが無防備になってしまった原因に
注意を向けるだろう。

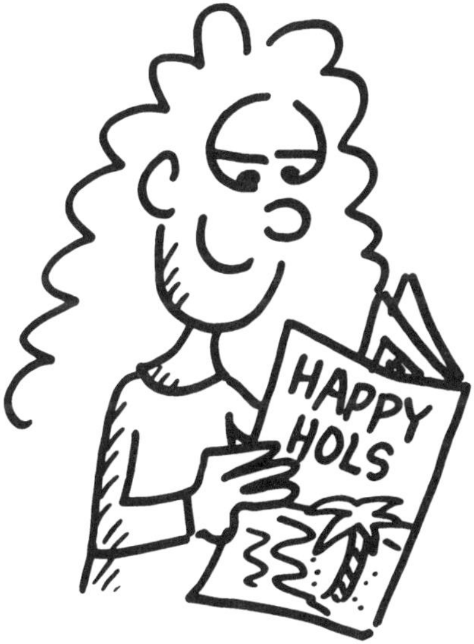

これと同じように
不安という経験も受け入れればいい。

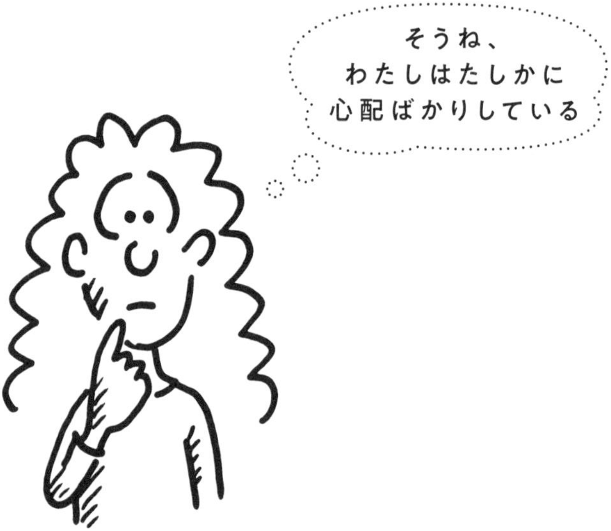
そうね、
わたしはたしかに
心配ばかりしている

「理由があって」不安になっているのだと
受け入れる。

そして、
不安に伴う症状があることを受け入れる。

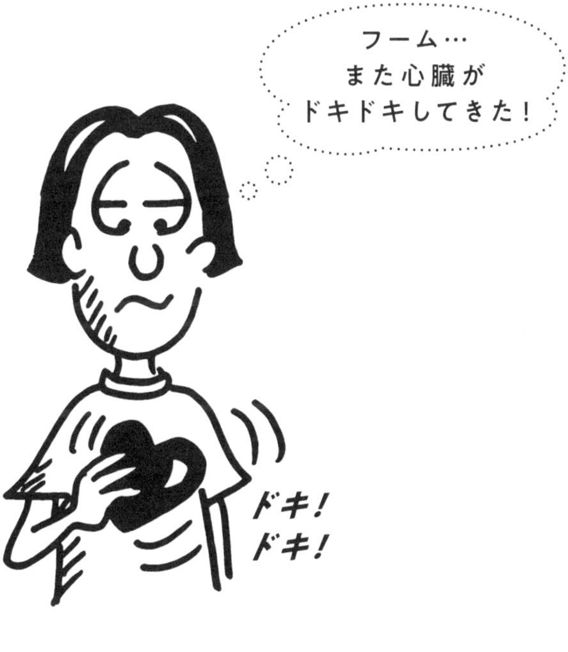
フーム…
また心臓が
ドキドキしてきた！
ドキ！
ドキ！

そして、

それが消えるのを待つ…

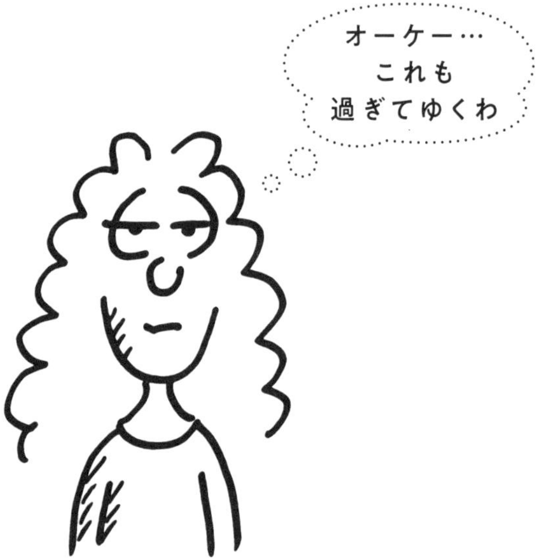
オーケー…
これも
過ぎてゆくわ

それから、自分を不安にさせる原因に
注意を向ける。
（この本がその手助けをするよ！）

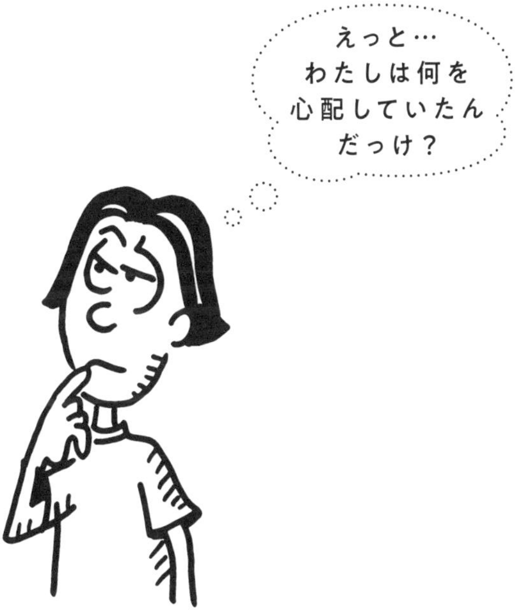
えっと…
わたしは何を
心配していたん
だっけ？

あなたが感じている症状は身体的なもの。
あなたがそういう症状とセットにしている恐れは
考え方から来ている。
（考え方については次の章でやるよ！）

実際には危険など存在しない！

興味深い事実として……

東洋の文化では、そこから逃れるために、
あなたがいやでたまらない
まさにその症状を作り出すことを目指して
瞑想をすることもある。

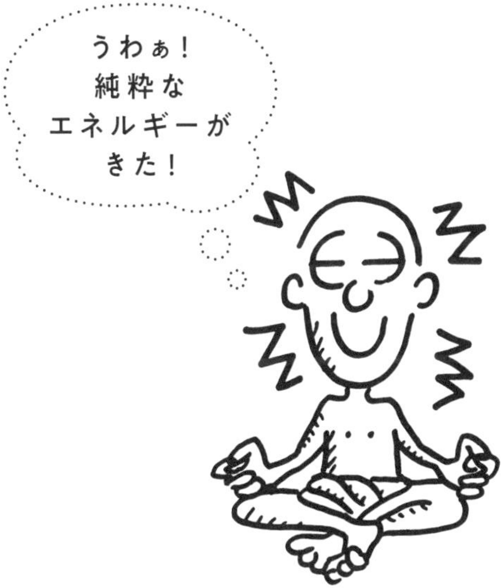
うわぁ！
純粋な
エネルギーが
きた！

症状は同じでも、恐れることはない！

だから、もし不安を感じていたら…

- ☑ 症状は症状のままにほうっておく。
- ☑ そこに自分の考えをつけくわえない。
- ☑ 症状を判断しない。
- ☑ もっと学ぶまでそういう症状は続くものと思う。
- ☑ 症状に好奇心を持つ——中立的な観察者のように。
- ☑ この事実を受け入れる。

いまのところは。

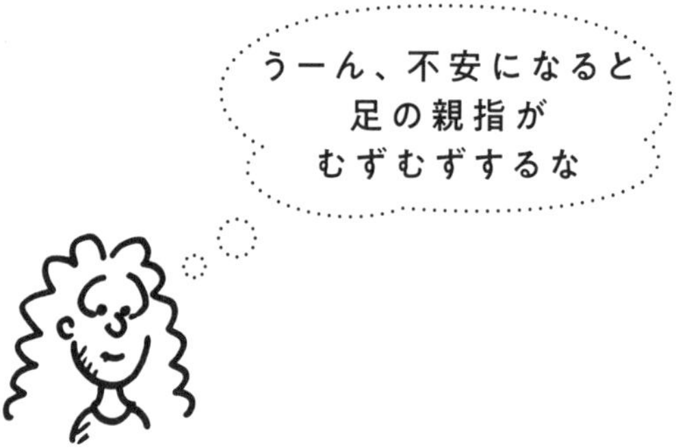
うーん、不安になると
足の親指が
むずむずするな

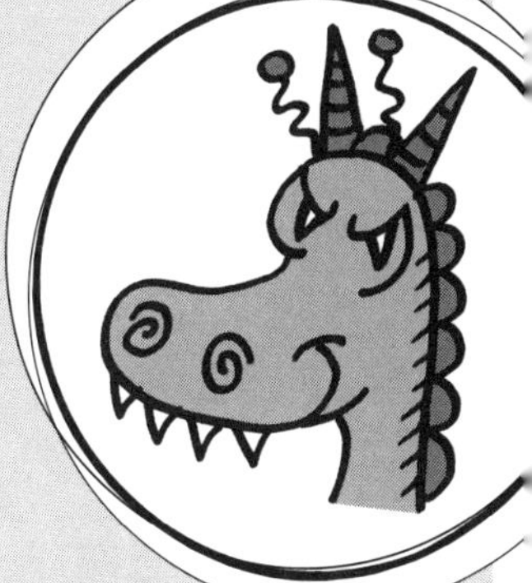

STEP3

「あいつ」の考えを操る

あなたを
「あいつ」にしばりつけているものは
たったひとつだけ…

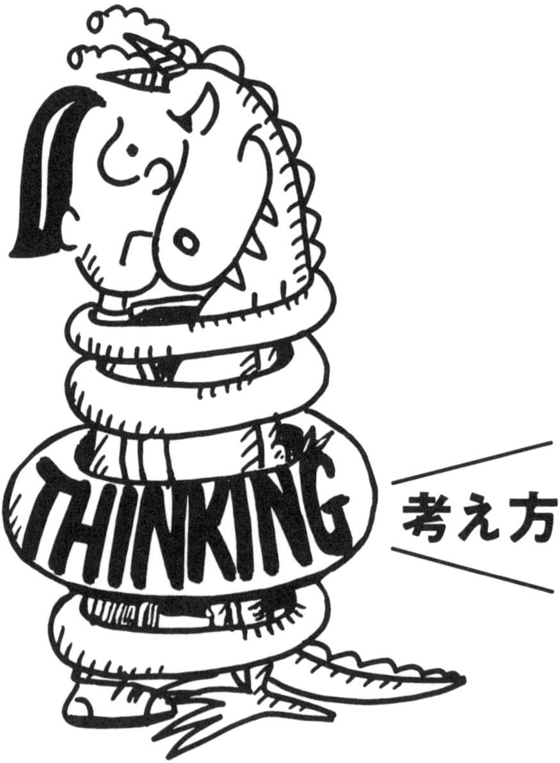

心配になるようなな考え方ばかりしていたら…

覚えておいてほしい…

「考え方」というのはすごく強い力を

持っているということを！

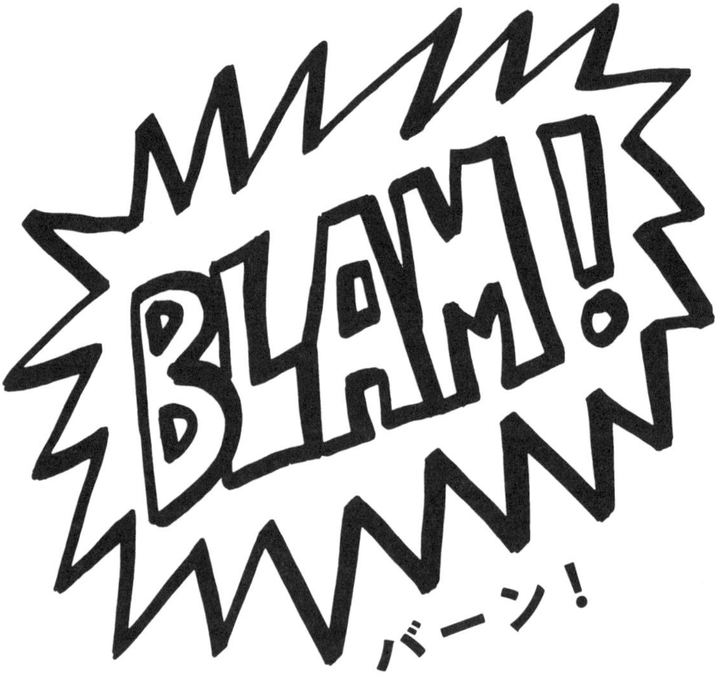

「あいつ」を作り出してしまうくらい
強力だ。

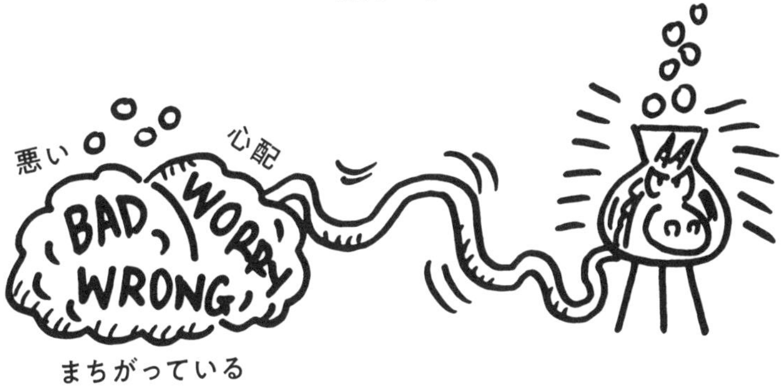

「あいつ」を
ずっと走らせるくらい強力で…

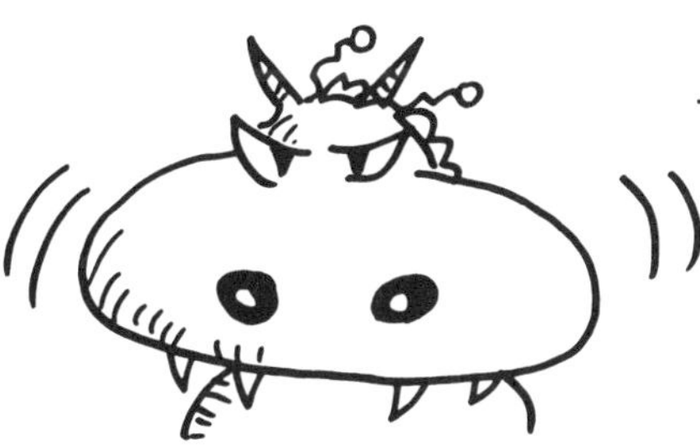

でも、もう一度「あいつ」を
消してしまうくらい
強力でもある。

あなたのマイナスの考え方が「あいつ」の餌。

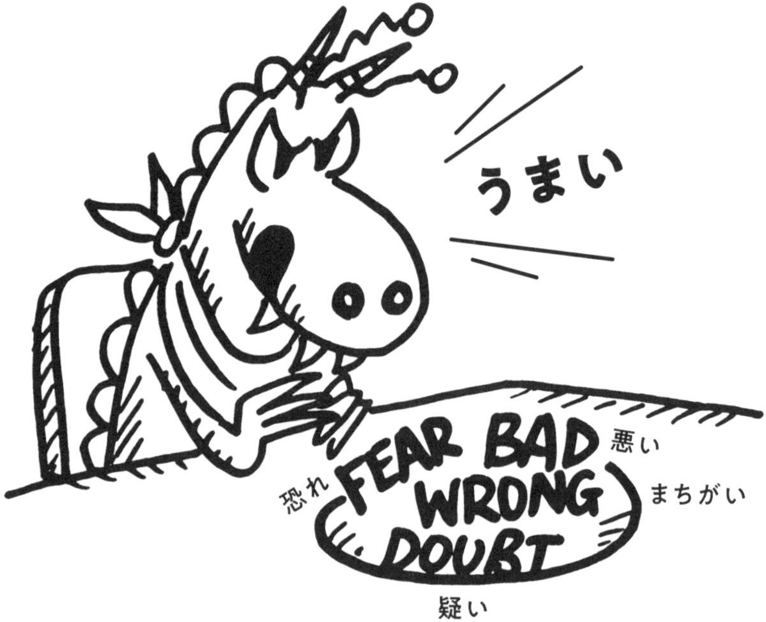

こういう考え方が「あいつ」に
エネルギーを補給している。

たっぷり餌をやると、

「あいつ」は大きくふくらむ！

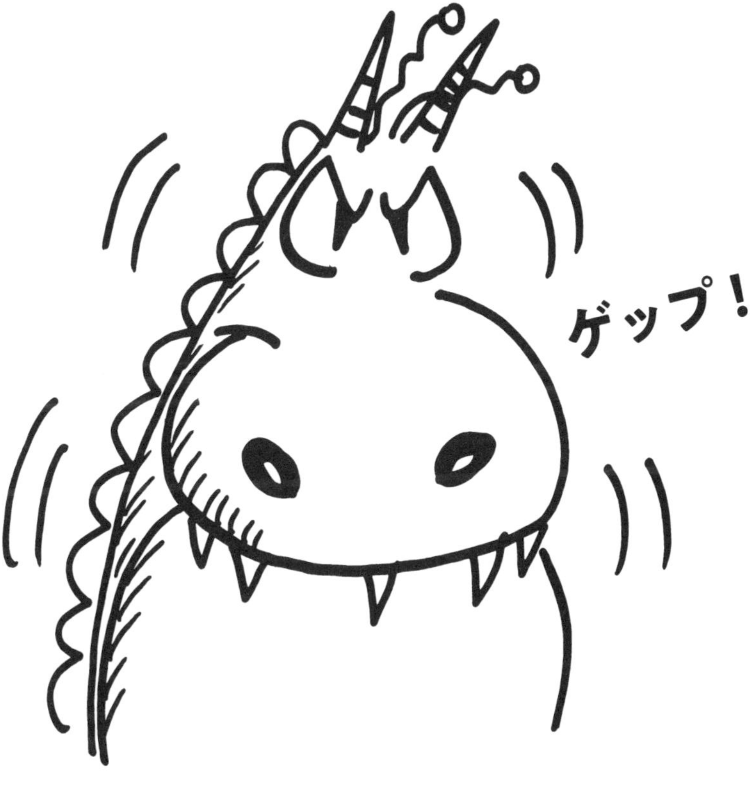

このような
「あいつ」のジャンクフードに
気をつけよう。

失神したら
どうしよう！

みっとも
ない！

役立たず

失敗
するかも！

ばか！

失敗した！

たいへんな
ことに
なるかも！

彼らに
嫌われる！

仕事を
失くして
しまう！

わたしが
わたしで
なければ
よかったのに

～するべき

すべて

なにもない

みんな

～しなければ

いつも

決して

こんなプレッシャーを自分にかけていて、
落ち着いていられると思う?

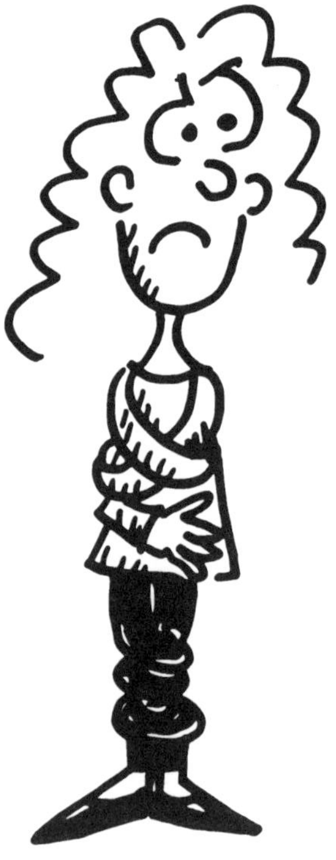

この考え方を変えてみよう。

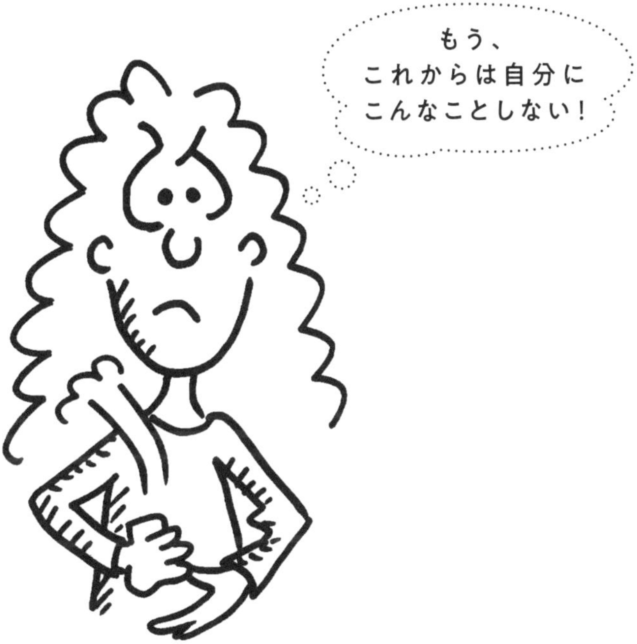
もう、
これからは自分に
こんなことしない！

以下がこれからするべきこと。

1.自分を観察する

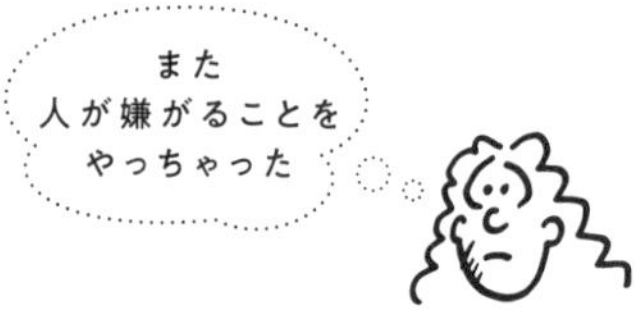
また
人が嫌がることを
やっちゃった

ひとりごとに気をつける。

2.考え方を疑ってみる。

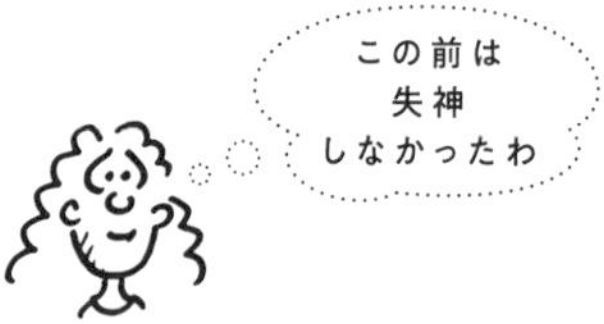
この前は
失神
しなかったわ

それは事実に

基づいているだろうか？

3.代替を選ぶ。

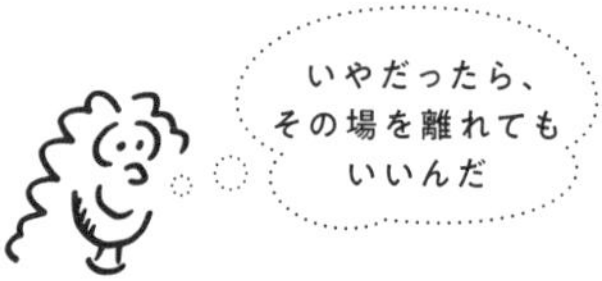
いやだったら、
その場を離れても
いいんだ

どんな考え方が

あなたを支えてくれる？

4.そのままほうっておく。

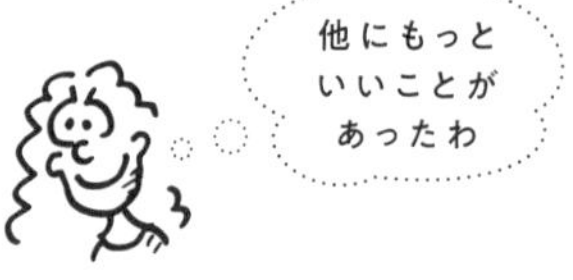
他にもっと
いいことが
あったわ

なにか他のことをする。

ループを断ち切る。

「あいつ」が喜ぶ考え方を変えていくには、

時間と練習が必要。

なんといっても、

ほとんどの場合勝手に

そう考えてしまうから…

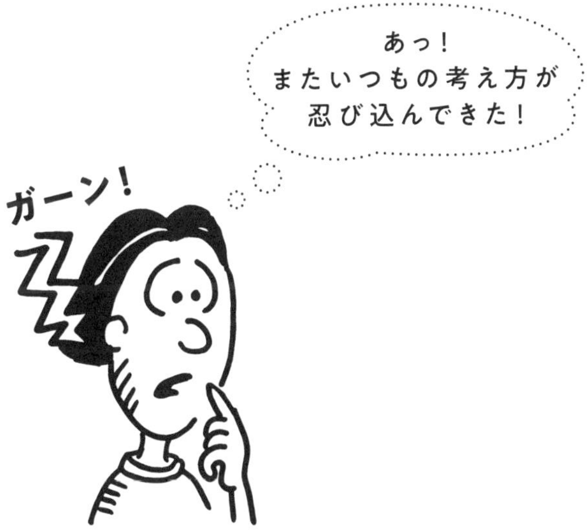
あっ！
またいつもの考え方が
忍び込んできた！
ガーン！

…でもそのうち、
「あいつ」が喜ぶ思考回路に迷い込んだときに、
シャキーンと感じるようになるはず…

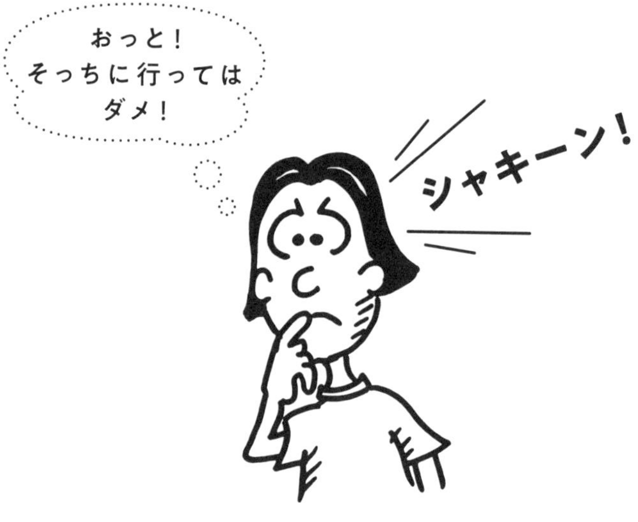
おっと！
そっちに行っては
ダメ！
シャキーン！

…そして、自動的に
もっと健全な代替案を選ぶようになる。
目指すのは、
「あいつ」が徐々にやせて
小さくなっていくこと。

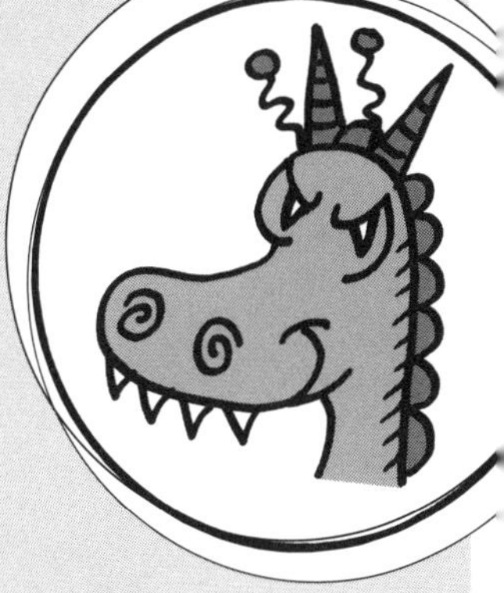

STEP4

「あいつ」の
トリックに注意

でも、「あいつ」は油断ならない。

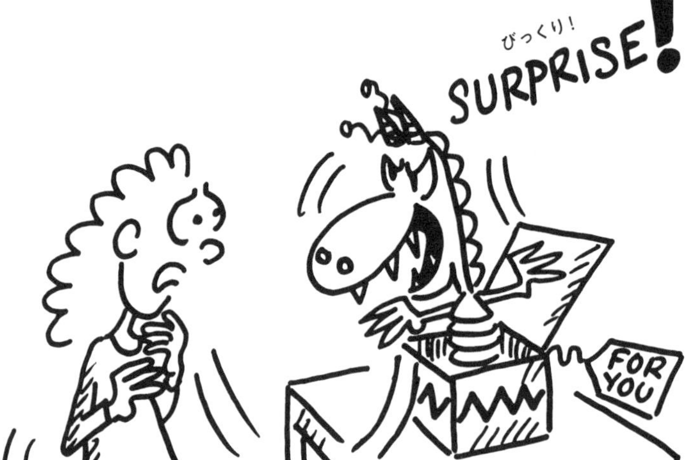
SURPRISE《びっくり!》!
FOR YOU

「あいつ」は
「これだけはやらないと」、と
あなたを説得しようとする…

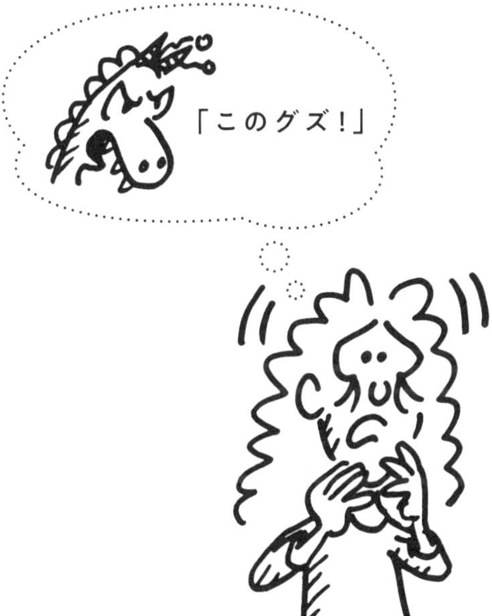

「あれも、これも
やらなきゃ。
それにもうひとつ
やらなきゃ
いけないことが！
そういうことを全部
いまやらないと！」

…締め切りのあるものがいっぱいあるとか…

…あなたは完璧でなければならない、とか…

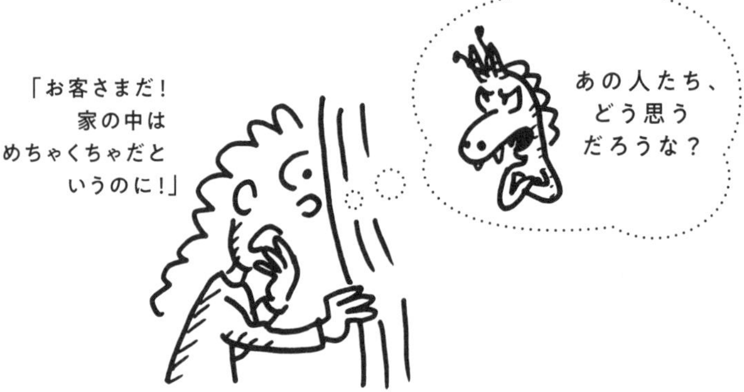
「お客さまだ！
家の中は
めちゃくちゃだと
いうのに！」
あの人たち、
どう思う
だろうな？

…そしてぜったいに失敗してはだめ、と言う！

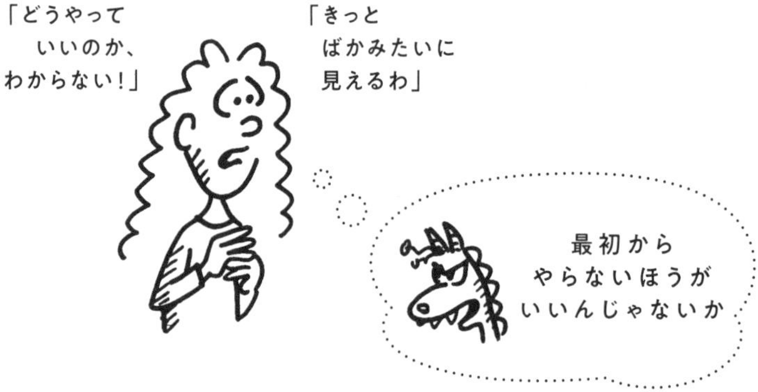
「どうやって
いいのか、
わからない！」
「きっと
ばかみたいに
見えるわ」
最初から
やらないほうが
いいんじゃないか

「あいつ」は
絶えず悪い結果を予想させる…

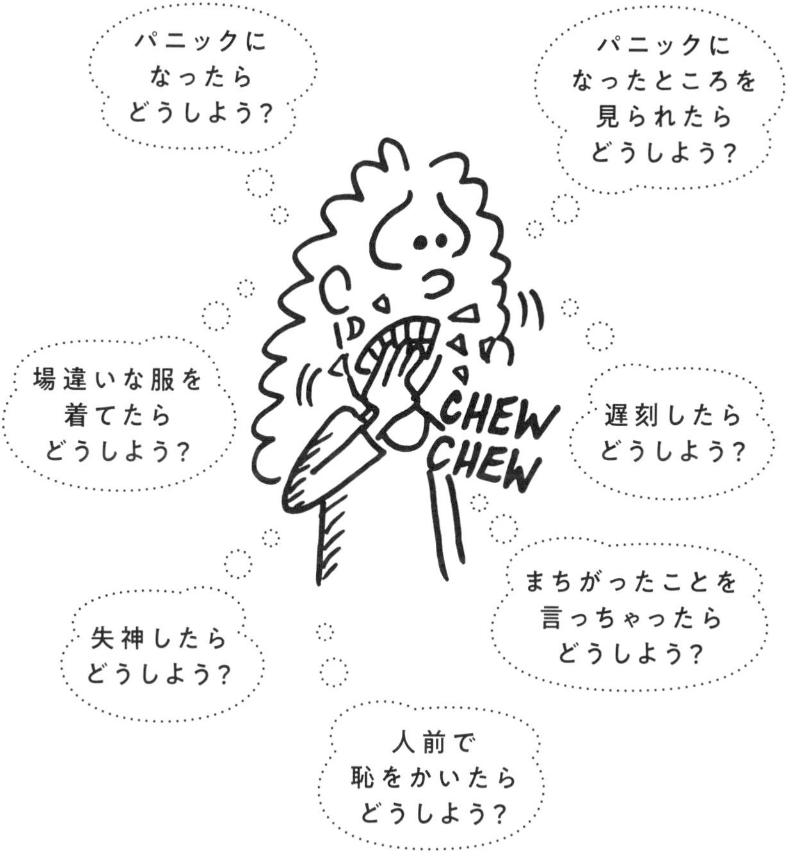

パニックになったらどうしよう？
パニックになったところを見られたらどうしよう？
場違いな服を着てたらどうしよう？
CHEW CHEW
遅刻したらどうしよう？
失神したらどうしよう？
まちがったことを言っちゃったらどうしよう？
人前で恥をかいたらどうしよう？

…そして過去のことを思い出させる。

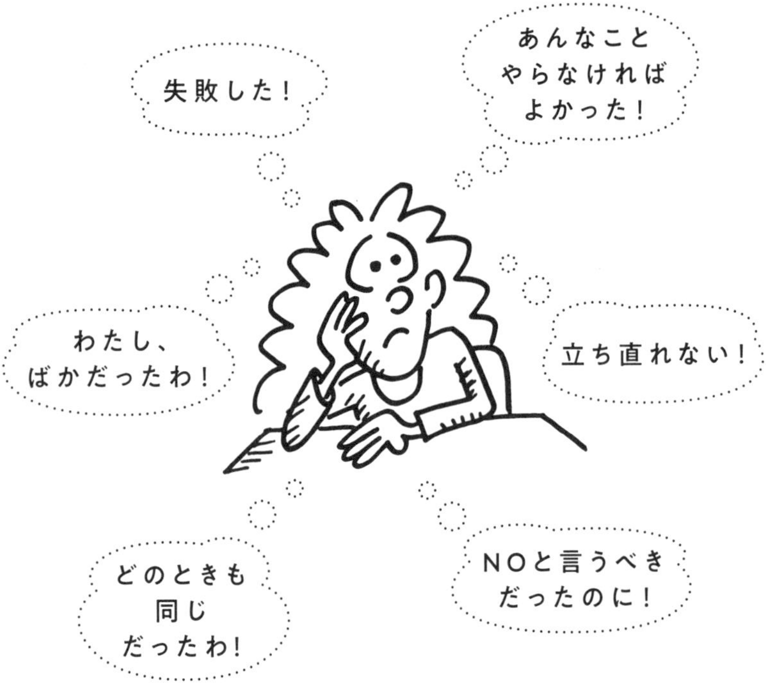
失敗した！
あんなことやらなければよかった！
わたし、ばかだったわ！
立ち直れない！
どのときも同じだったわ!
NOと言うべきだったのに！

あなたはみんなから認めてもらうべきだ、と

「あいつ」は言う…

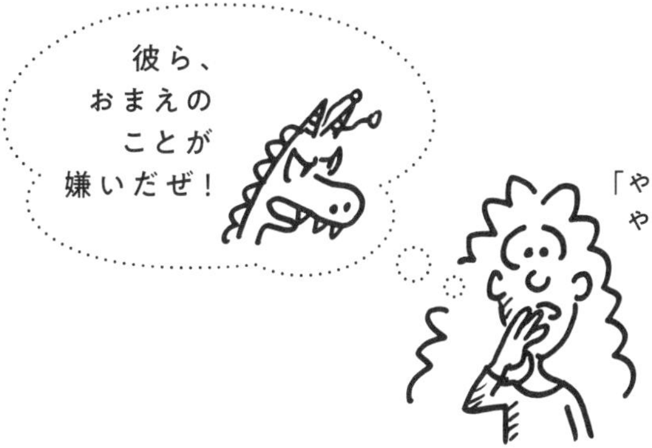
彼ら、
おまえの
ことが
嫌いだぜ！
「やだ！
やっぱり!」

…すべての人と

自分を比べるべきだ、とも…

「彼はわたしより
マシだわ!」
「彼女に比べれば
わたしのほうが
いいわね!」

…それから、

あなたは決して

及第点には達しないとも…

「わたしは太りすぎ！
ばかすぎ！
繊細すぎ！
あれすぎ！
これすぎ！」

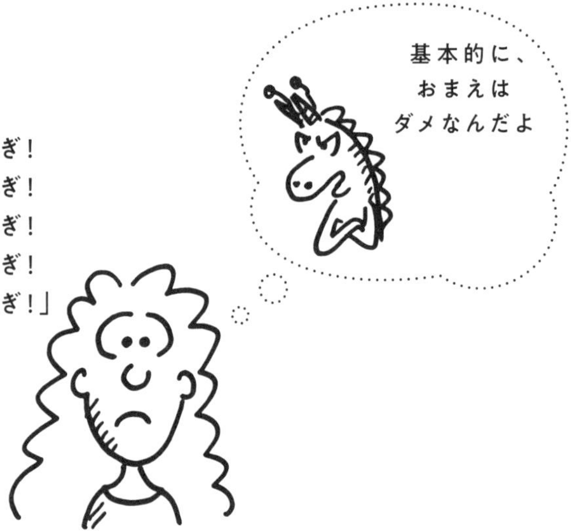
基本的に、
おまえは
ダメなんだよ

「あいつ」はあなたをだまして、
他の人の気分にまで
責任があると思い込ませる…

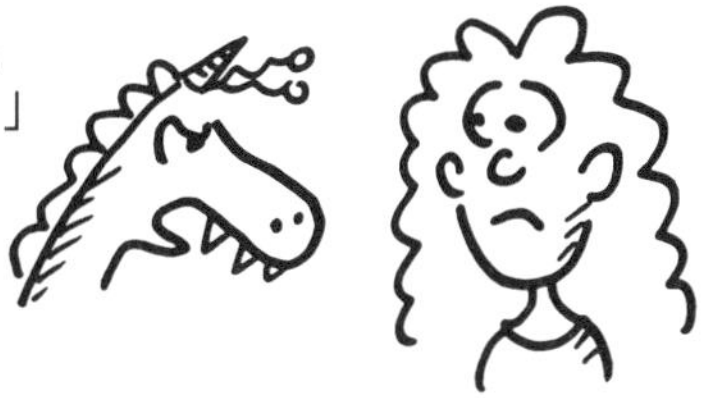
「おまえが
彼を
怒らせたんだ!」

…あるいは、もっとひどい場合…
他の人があなたの気持ちを
コントロールしているとも
思い込ませる。

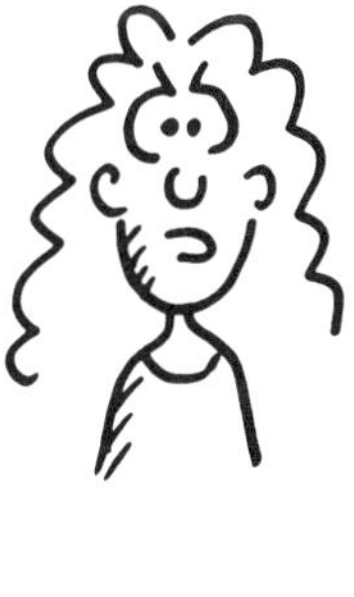
「そうね、
彼はわたしを
不安にさせる
わね!」

そうじゃない！

「あいつ」のトリックは
思い込みのセットで作られている…

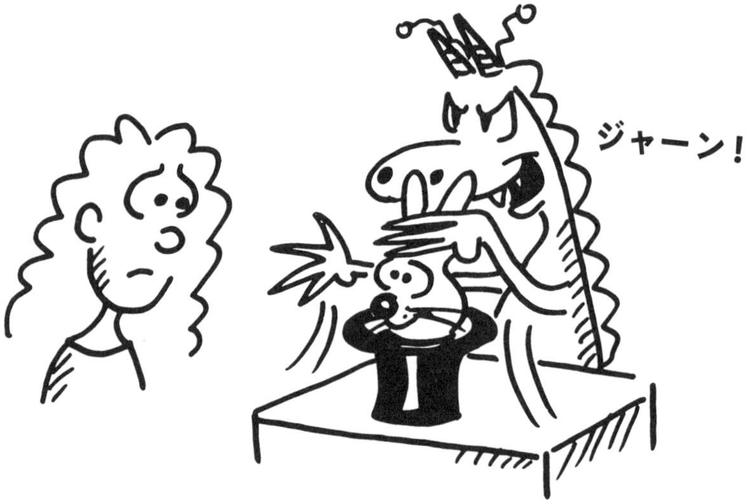

…そしてそういう思い込みは幻想に基づいている！

それらの幻想は
ひとつのことに基づいている。それは…

恐れ!

判断されることへの恐れ
価値がないと思われることへの恐れ
認められないということへの恐れ
居場所がないということへの恐れ
傷つきやすいということへの恐れ
拒否されるということへの恐れ
愛されないということへの恐れ
そして

恐れという恐れ!

あなたがこういうことを恐れなくなったら？

とりわけ、「あいつ」を恐れなくなったら？

「おれもなかなか
かわいいな」

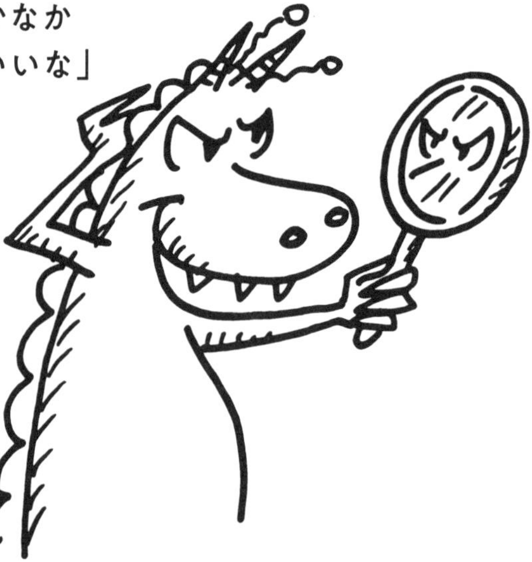

どうなるだろう？

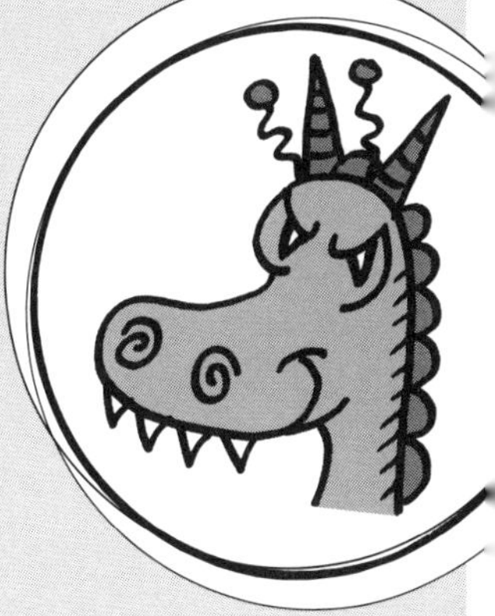

STEP5

「あいつ」を読み解く

いま、あなたは
「あいつ」のことが好きではない。
それどころか、

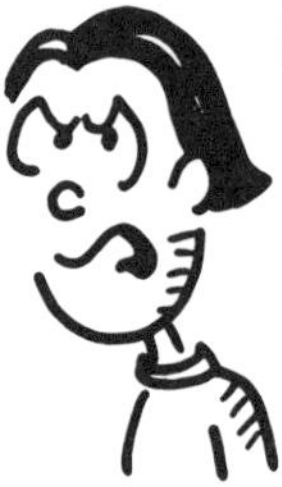
「『あいつ』なんて
大っ嫌い!」

…「あいつ」にどこかに行ってほしい
…いますぐに!

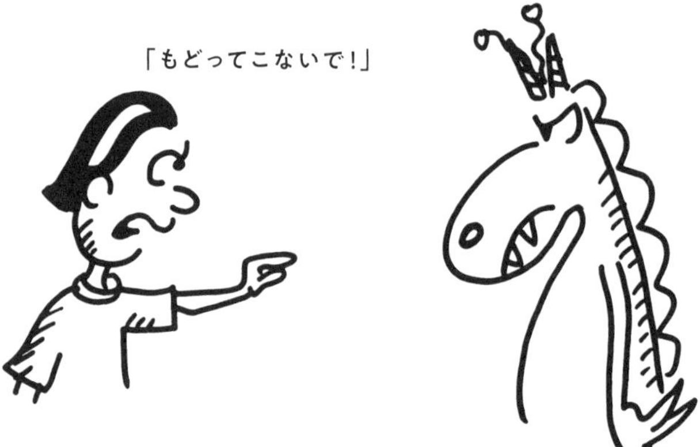
「もどってこないで!」

だけど、「あいつ」に恐れというエサを
やり続けているのに、
どうやって「あいつ」から逃れられる?

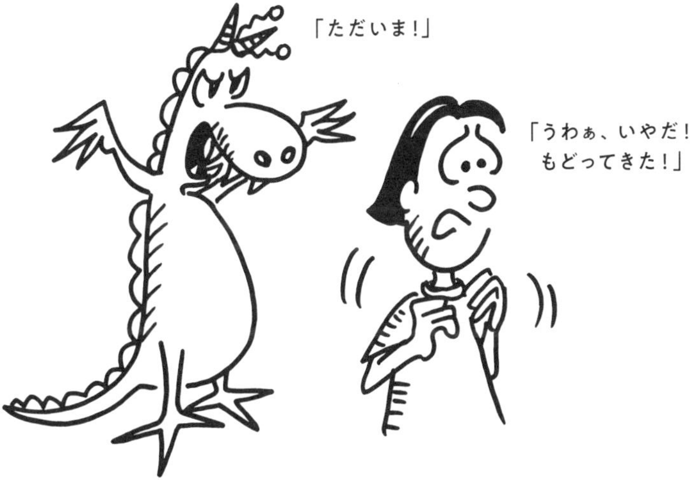
「ただいま!」
「うわぁ、いやだ!
もどってきた!」

そろそろ、
あなたと「あいつ」との関係を
考え直すときかもしれない。

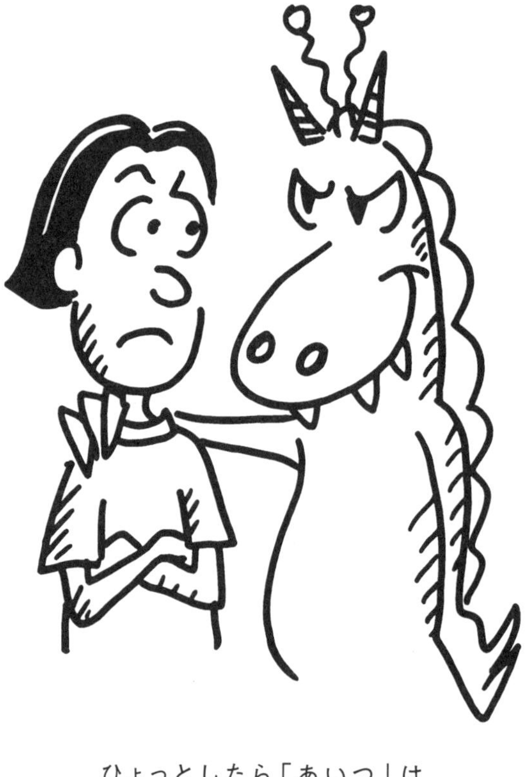

ひょっとしたら「あいつ」は
ある目的のために役立っているのかも。

「あいつ」はあなたに
ある単純なことを言っているだけ…

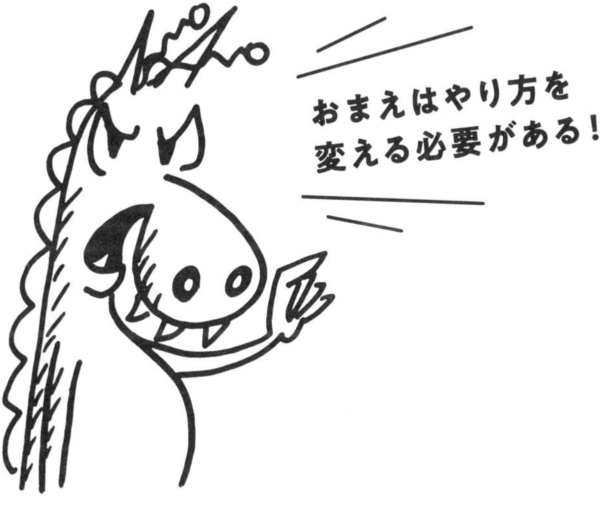
おまえはやり方を
変える必要がある！

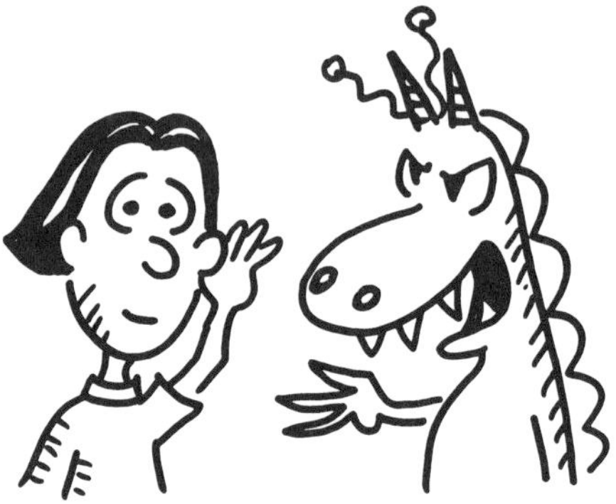

そして…逃げてしまうんじゃなく…

聞く気があるのなら…

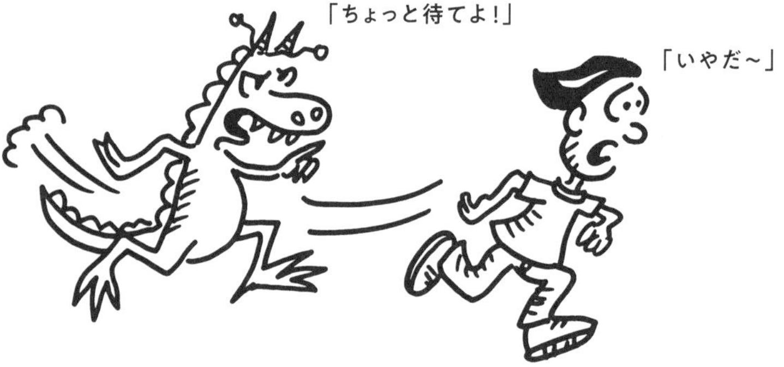

…「あいつ」は
あなたがやり方を変えるには
どうすればいいか、の
案内役になれる…

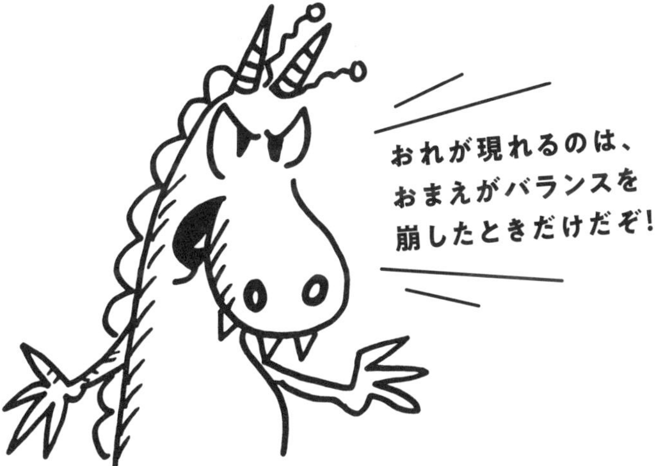
おれが現れるのは、
おまえがバランスを
崩したときだけだぞ！

あなたが怖いと感じるとき、
「あいつ」はこんなことを言っているのかも…

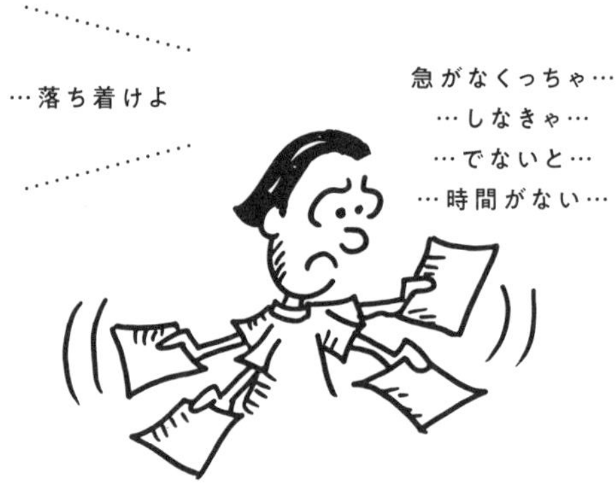
…落ち着けよ
急がなくっちゃ…
…しなきゃ…
…でないと…
…時間がない…

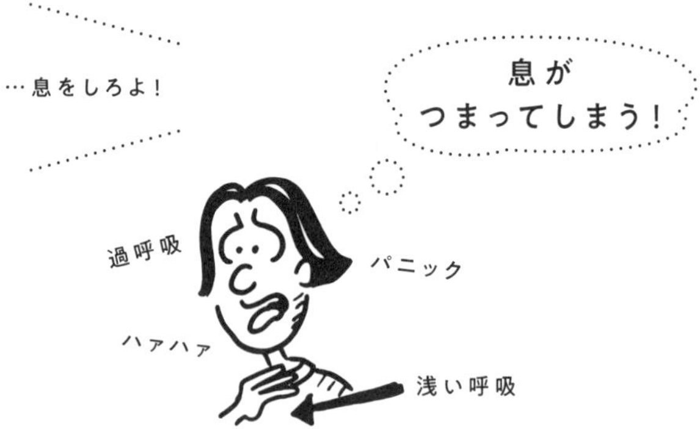
…息をしろよ！
息が
つまってしまう！
過呼吸
パニック
ハアハア
浅い呼吸

「あいつ」は
ダメな考え方のことを
警告してくれているのかも…

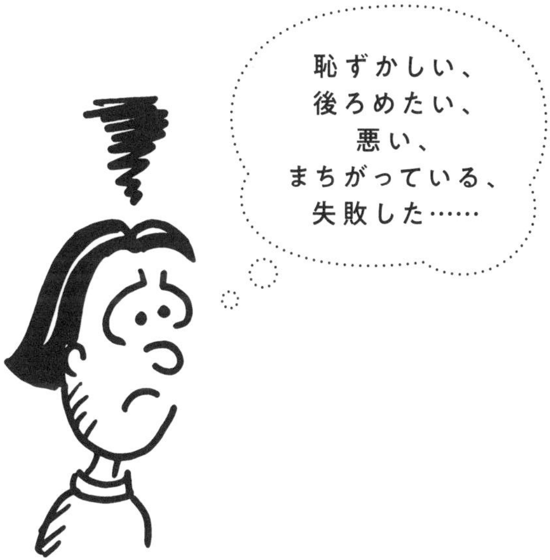
恥ずかしい、
後ろめたい、
悪い、
まちがっている、
失敗した……

…それとも、あなたは……

自分は頭が固い人間だってことを

「どうしてみんな
わたしを利用するの？」

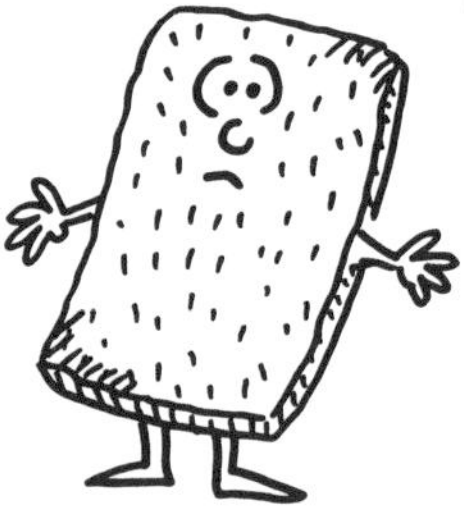

「こんなふうであってては
いけないのに！」

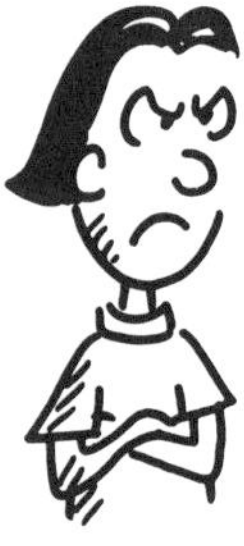

人に認めさせようとしているのだ、

と「あいつ」は言っているのかも…

「あいつ」はあなたに気づかせようとしているのかも…

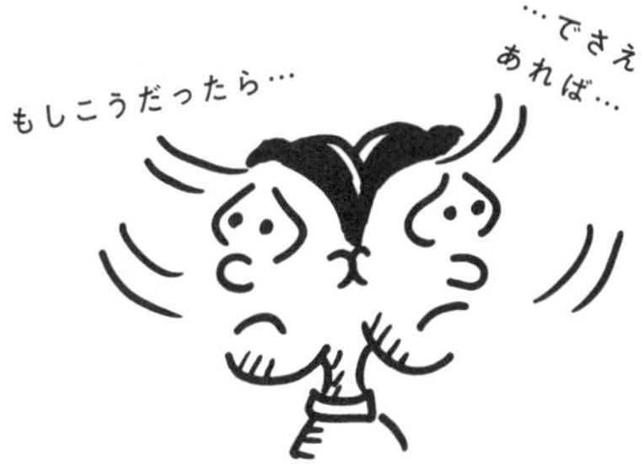
もしこうだったら…
…でさえあれば…

あなたが
現在を
生きていなくて…

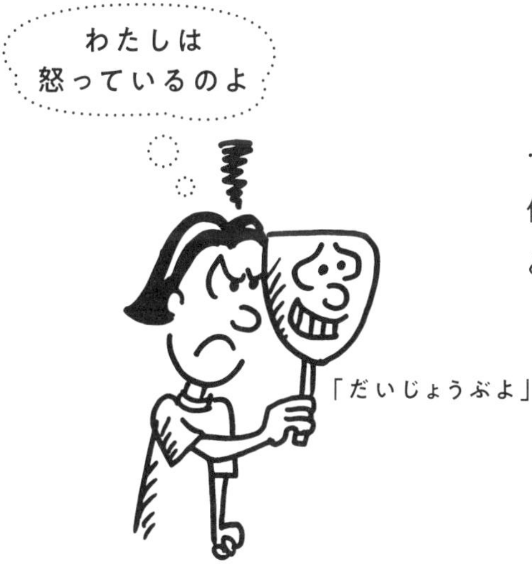
わたしは
怒っているのよ
「だいじょうぶよ」

…ほんとうの自分を
偽っている
ということを。

…他の人がどう思うかを

考えすぎて…

「彼らが
認めてくれなかったら
どうしよう？」

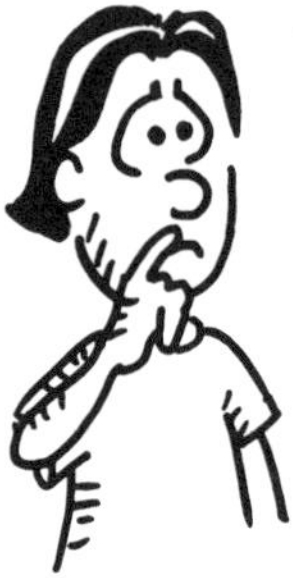

…自分自身のことを

大切にしていないということを。

だれがわたしなんか
愛してくれる
っていうの？

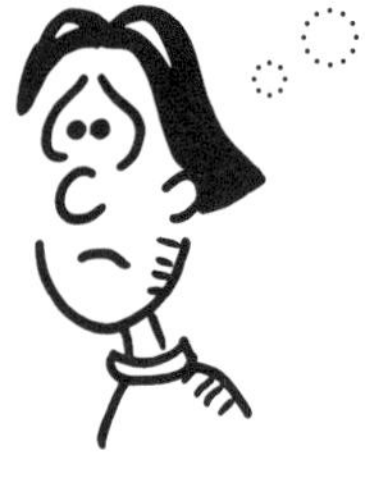

「あいつ」は
バランスをとりもどすには何が必要かを教え…

どうしたらあなたが安定するかの
案内役。

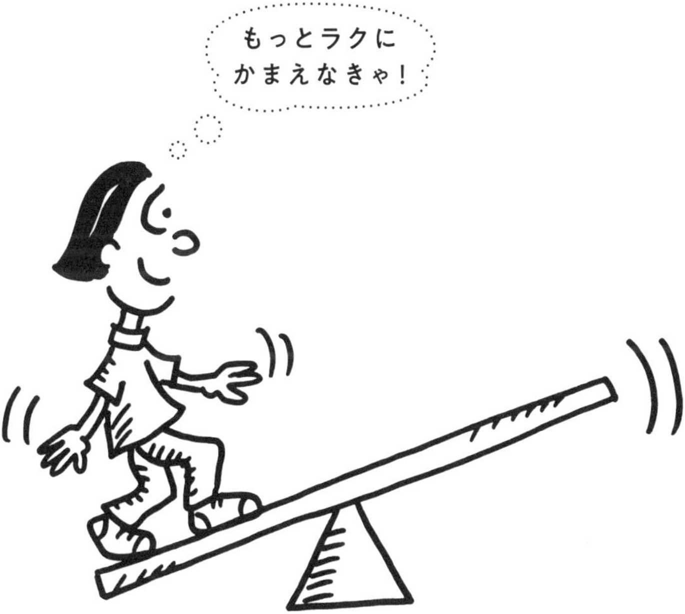
もっとラクに
かまえなきゃ！

あなたたちはチームなのだ！

「そうね、あんたが
ここにいるんだから、
一緒にやっていく
しかないわね！」

「そうだよ、相棒！」

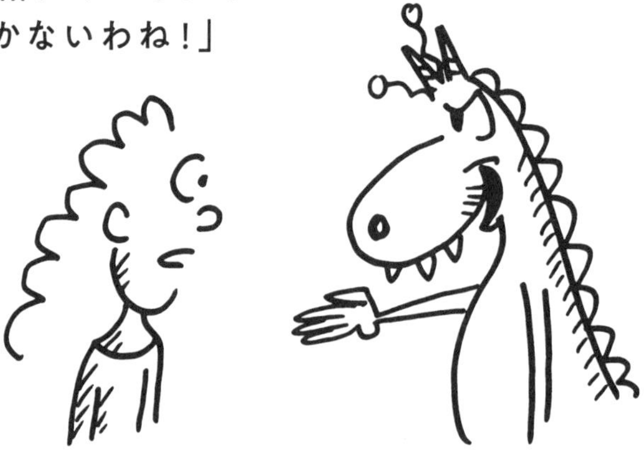

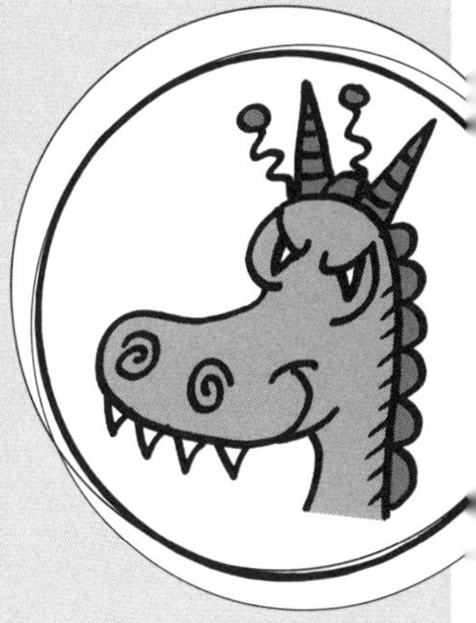

STEP6

「あいつ」の背後にいるものをみつける

ここまで読んで、
「あいつ」がほんとうは
大きくて悪い怪物なんかではないことに
気づいてもらえただろうか？

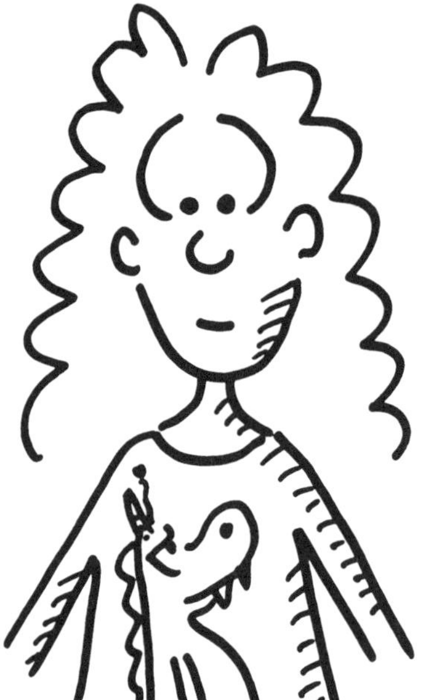

**結局のところ、「あいつ」は
あなたの一部なんだから！**

だから、あなたと「あいつ」がどうやって
以下のように決めつけてしまったのかみてみよう。

- 人生は戦いだ。
- 愛を与えても、痛みしか得られない。
- わたしはまだまだじゅうぶんではない。
- わたしは人々を
幸せにしつづけなければいけない。
- わたしは自分の気持ちを表してはいけない。
- 強気でいるのは怖いことだ。
- わたしはどうしようもない。
- 自制心を失うのはよくないことだ。

そのほとんどは
小さな「あいつ」が生まれたころにまで
さかのぼる…

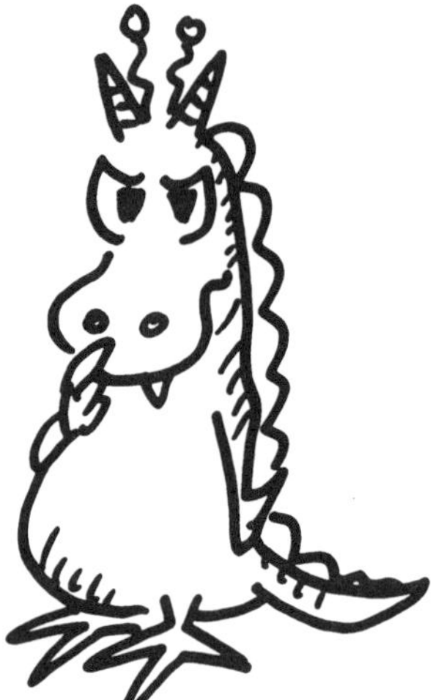

…子ども時代の思いこみにまで…

子ども時代は
こんなことを学ぶとき…

「忙しいから
あとでね」

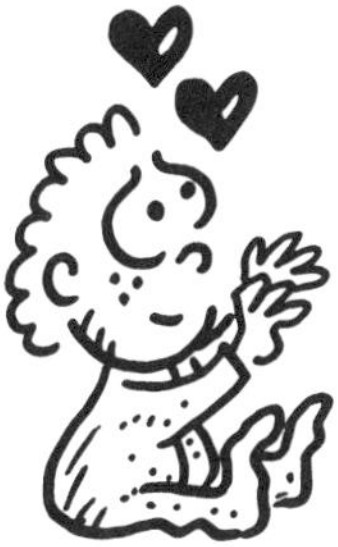

…どんなふうに
愛が作用するか…

「静かに!」

…どれほど強く
他者がふるまうか…

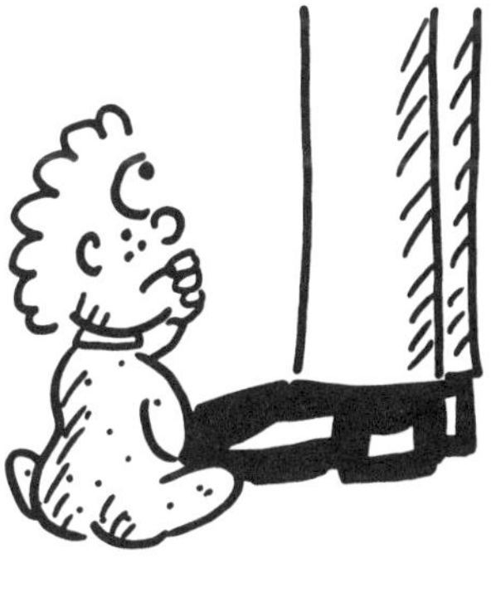

…自分の気持ちを表に出すのは
まちがっていること…

「そういうの、やめなさい！」

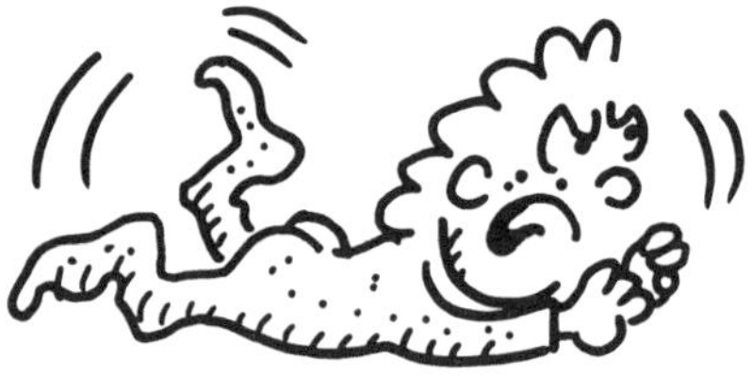

「あなたはママを悲しませたわね！」

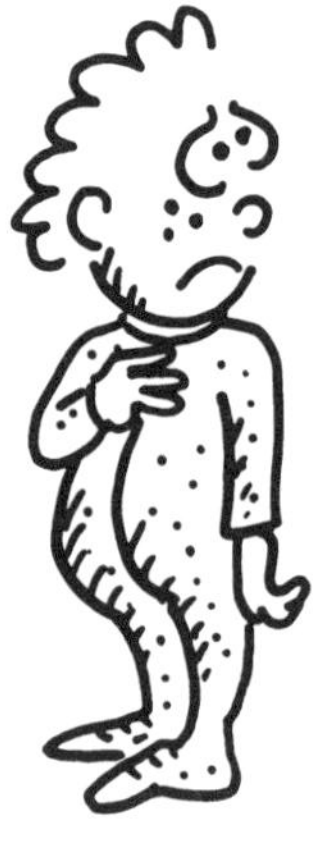

…そして、
わたしたちの振る舞いは
他の人に影響する
ということ。

子どもというものは元来
自己中心的なもの…

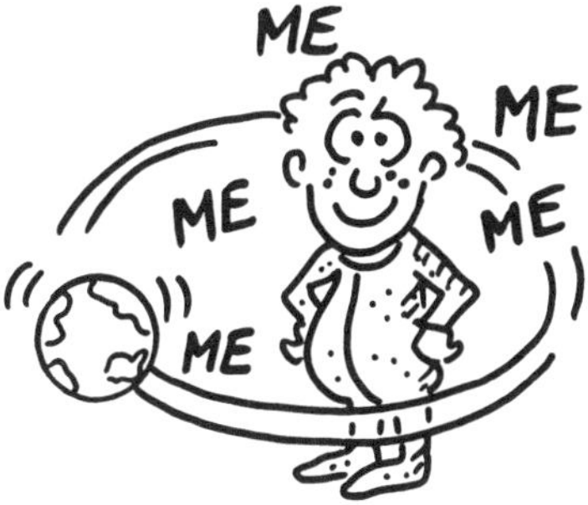

「嘘ついたら、お鼻が
どんどん伸びますよ!」

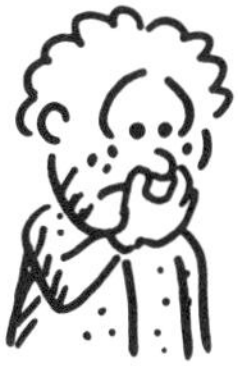

…でも、子どもは
ものごとを文字通りに
受け取る…

「あの人たちが
怒っているのは、
あたしのせい
なんだ!」

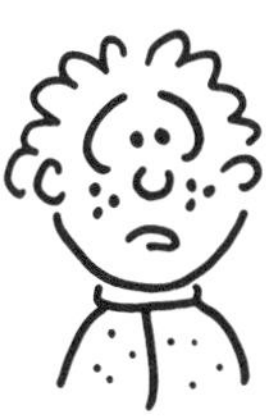

…そして、子どもは
ものごとを
自分個人のこととして
受け取る。

とりわけ、
子どもは
愛してもらいたがる…

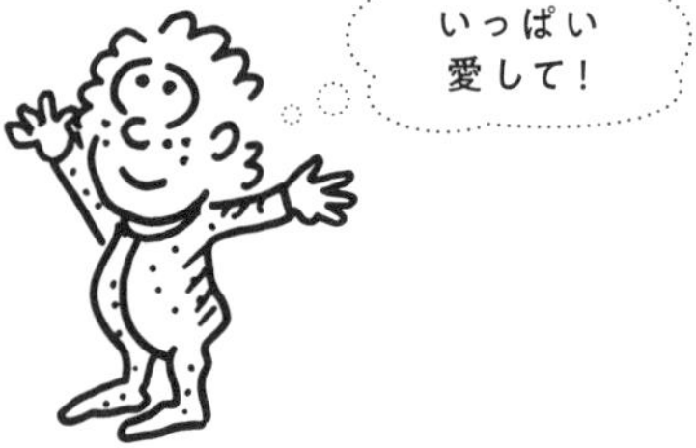

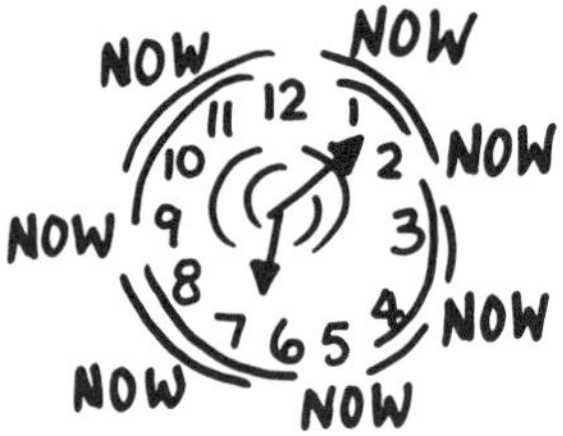

…24時間ずっと…

「いい子にしていたら、
愛してあげるわ」

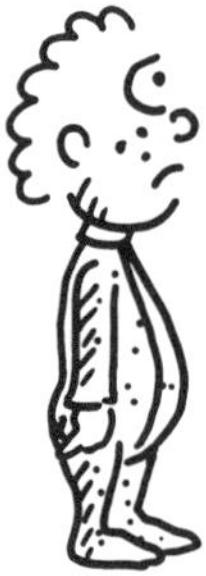

…条件なしに!

子どもは
どうしていれば愛を、
あるいは注目を得られるかを
すばやく学ぶ。

いい子

静か

病気

おりこう

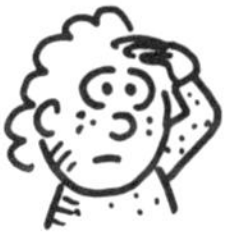
いうことをきく

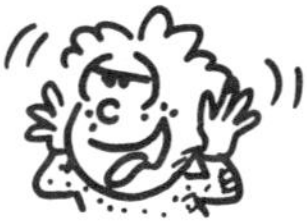
ひょうきん

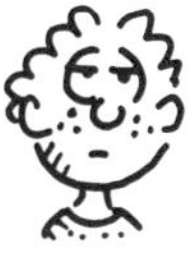
穏やか

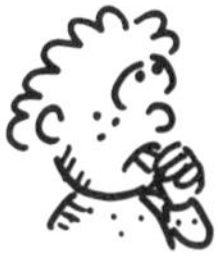
無力で…

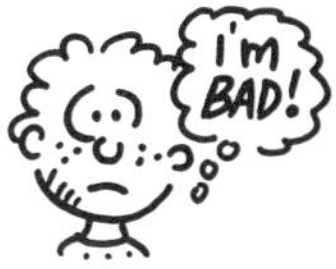

まちがっているとき!

少しずつ、わたしたちは
自分の中には
「よくないところ」もあることを
学んでいく…

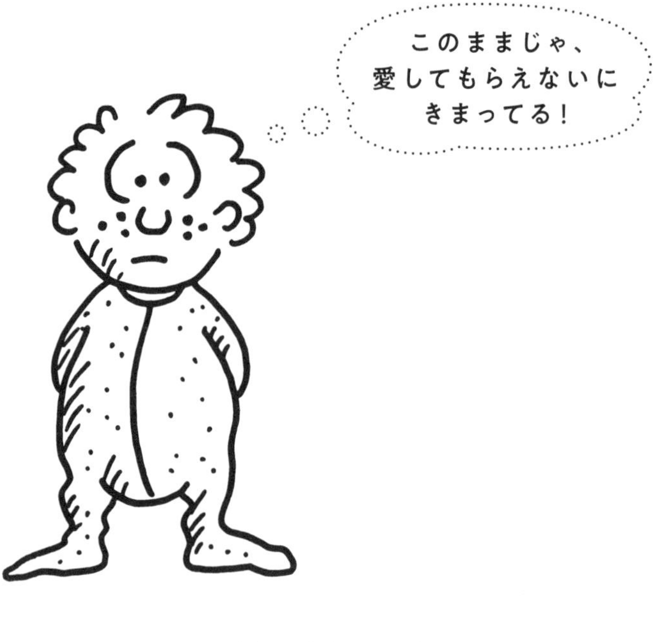
このままじゃ、
愛してもらえないに
きまってる！

…そういうところは、
ほかの部分ほどは愛してもらえないから。

いまでさえ、不安を感じると、
「自分の価値」が危機にさらされている、と感じる。

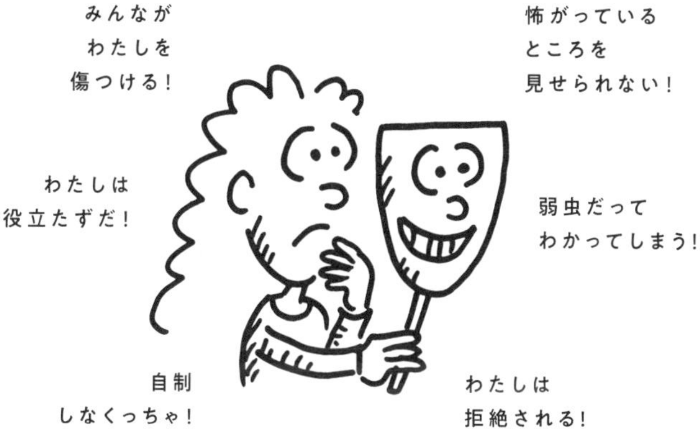
みんながわたしを傷つける！
怖がっているところを見せられない！
わたしは役立たずだ！
弱虫だってわかってしまう！
自制しなくっちゃ！
わたしは拒絶される！

あなたはそういう自分の「愛されない部分」が
さらけだされるのを恐れている。
昔もそうだったように。

あなたの「あいつ」は、
愛されたくていい子でいようとしていた
あの小さな子どもそのもの。

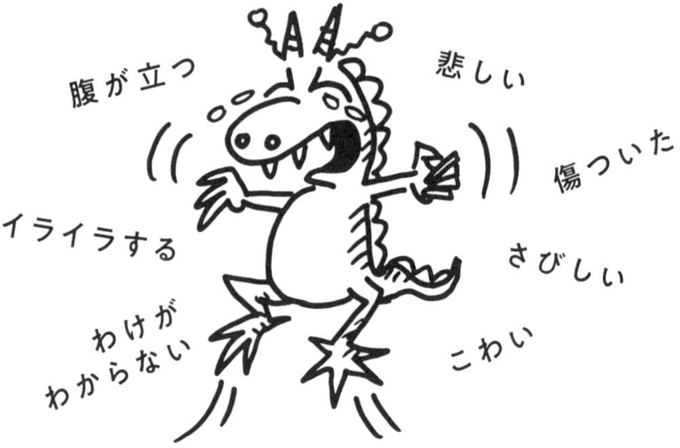

…でも、そういう
「受け入れてもらえない」という気持ちを
自分ではどうすることもできなくて、
そこがまた愛らしくないところなのかも。

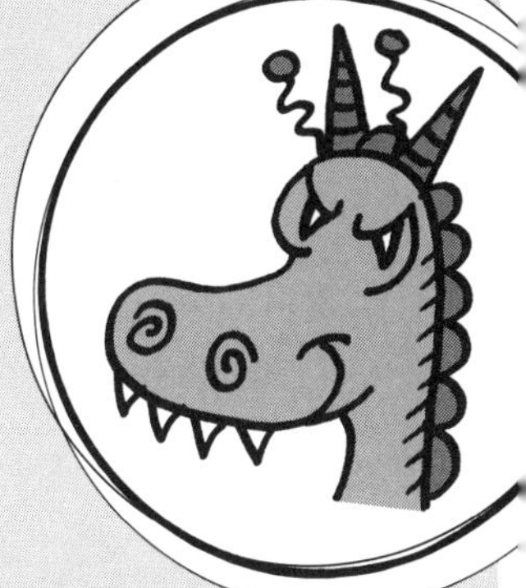

STEP7

こわれた「あいつ」を修理する

じゃあ、どうしたら…
怒っていて、うるさくて、いやらしい「あいつ」を
おとなしい状態に
もどせるだろうか？

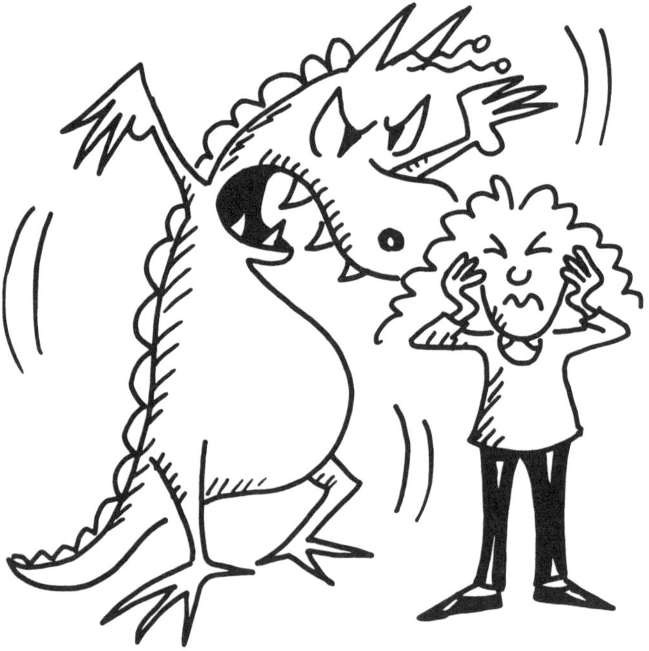

あなたが「あいつ」のことを
手に負えない子どものように考えているとしたら、
平和と秩序をとりもどすためには、
かなりの愛情を
そそがなければならない。

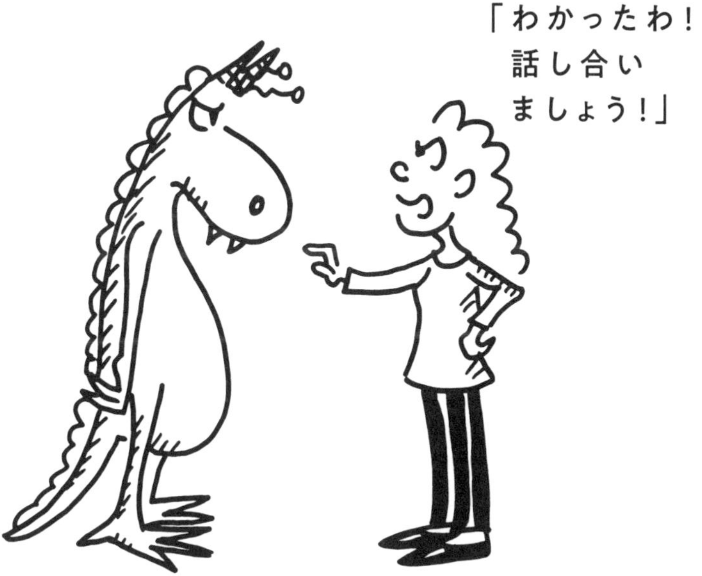
「わかったわ！
話し合い
ましょう！」

1.「あいつ」の話を聴く

「あいつ」はあなたがほんとうに恐れているものを
あなたに教えようとしてきたのだ。

「おれが出てくるのは、
おまえが人から拒絶
されるのを恐れている
ときだけだよ」

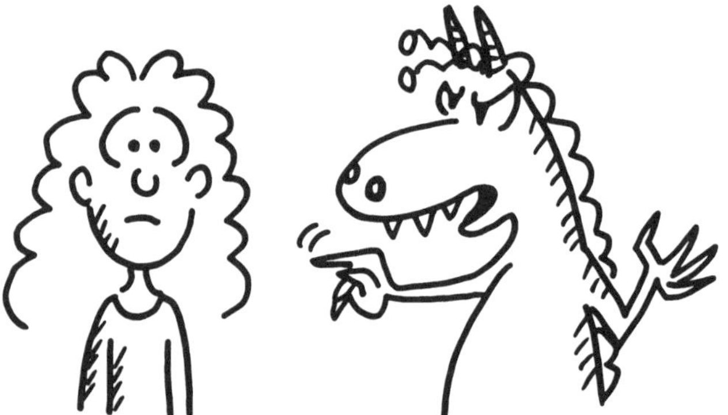

2.「あいつ」と交渉する

チームワークのためのガイドラインを作る。

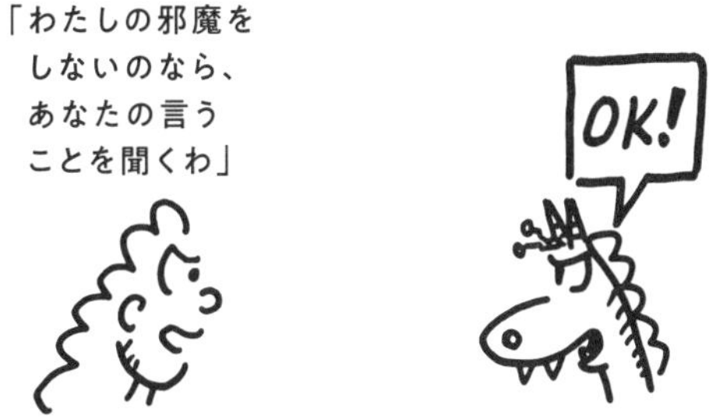
「わたしの邪魔を
しないのなら、
あなたの言う
ことを聞くわ」
OK!

3.「あいつ」を観察する

あなたが昔からの習慣をよくわかっていなかったら、
「あいつ」は大暴れするかもしれない。

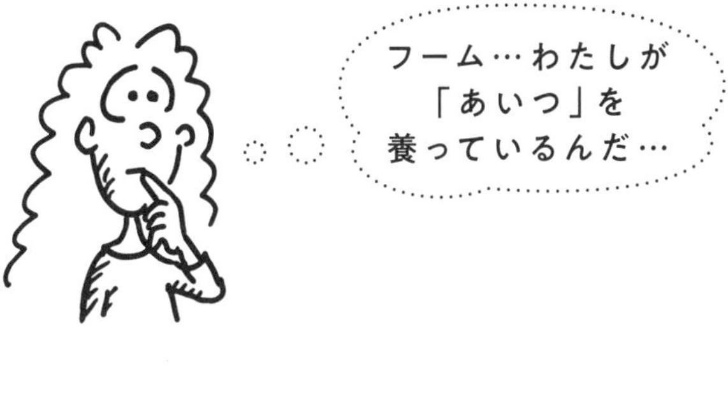
フーム…わたしが
「あいつ」を
養っているんだ…

4.「あいつ」をしつける

「あいつ」に好き勝手にさせるのではなく、
秩序や焦点を取り戻す。

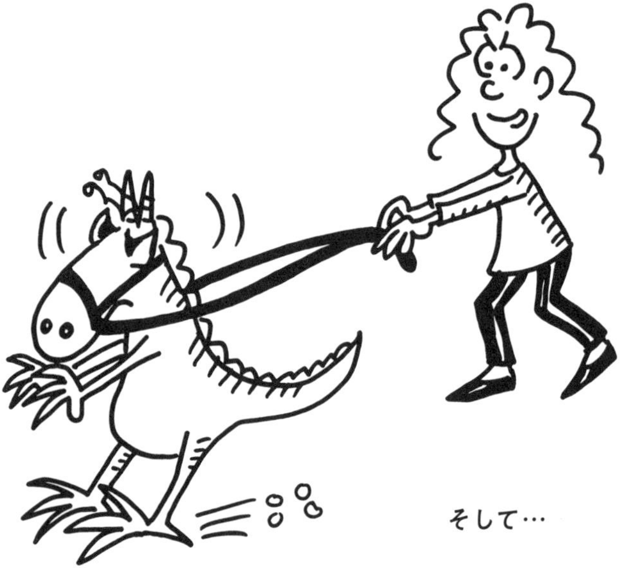

そして…

5. 自分を癒す

自分のことを、
かつて小さな子どもだったころの
自分として考える。

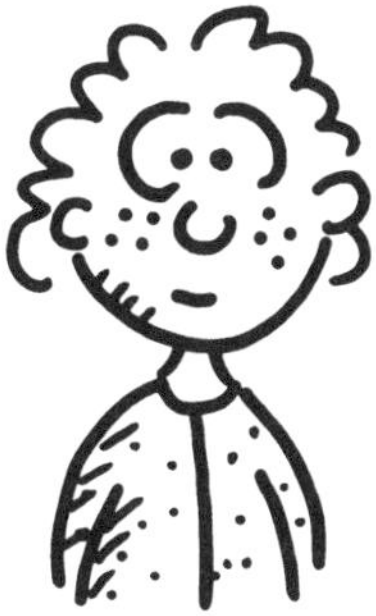

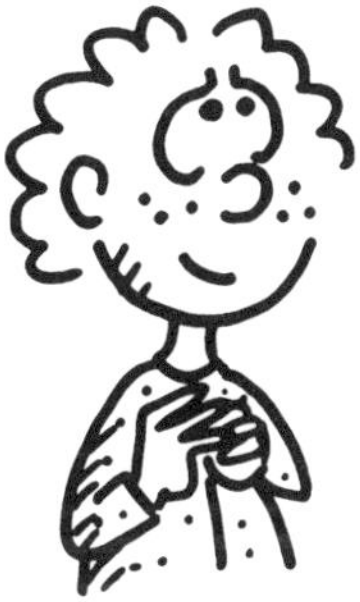

あなたはただ
愛されたかっただけ…

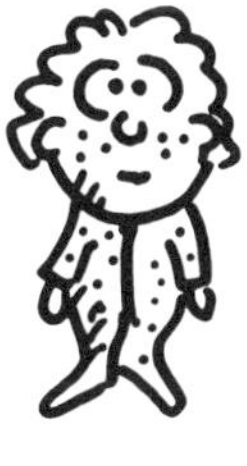

…あなたは小さかったんだから…

…傷つきやすかったし…

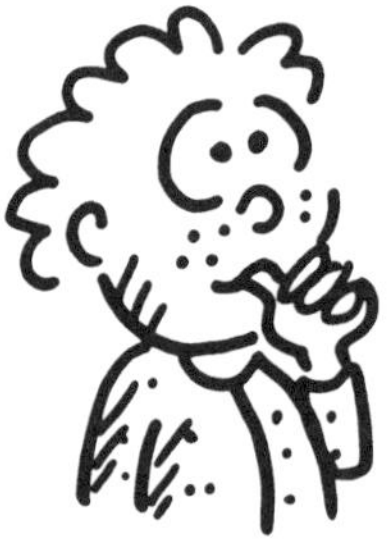

…信頼していた…

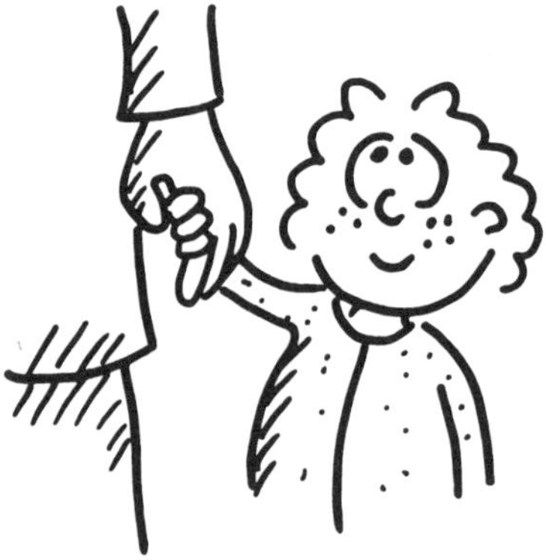

…あなたはできるだけのことをやった…

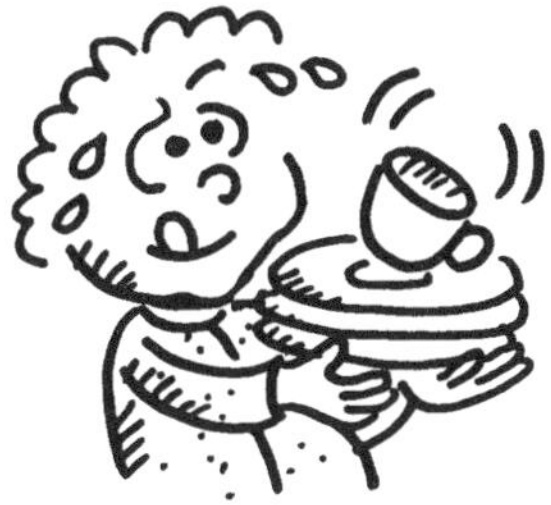

…そして、彼らに喜んでもらおうとした。

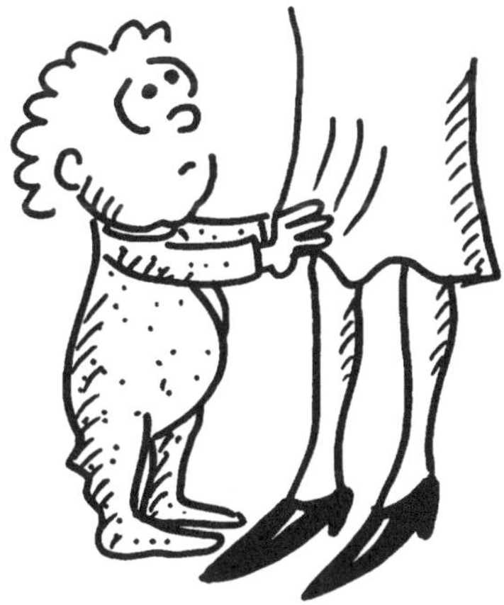

でも、あなたは
じゅうぶんに
愛してもらえなかった
かもしれない…

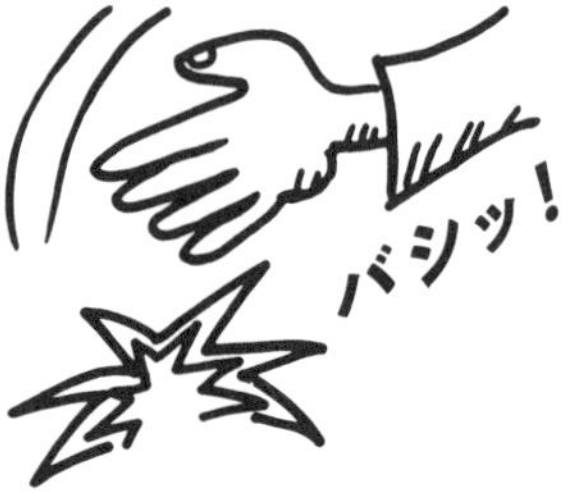

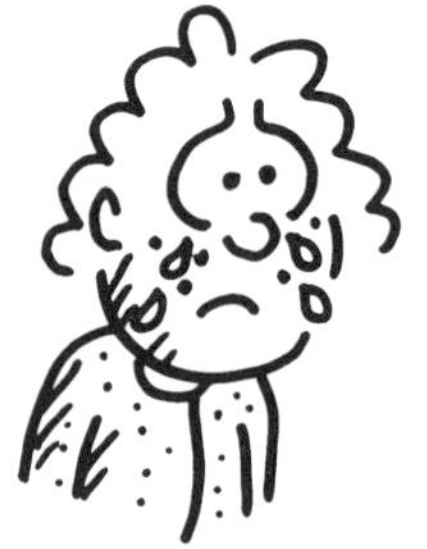

傷ついたかもしれない…

…無視されたかも
しれない…

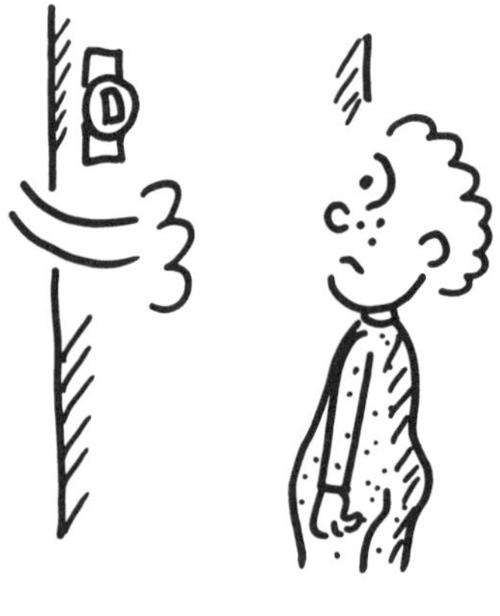

あまりにも多くの
ルールがあったかも
しれない…

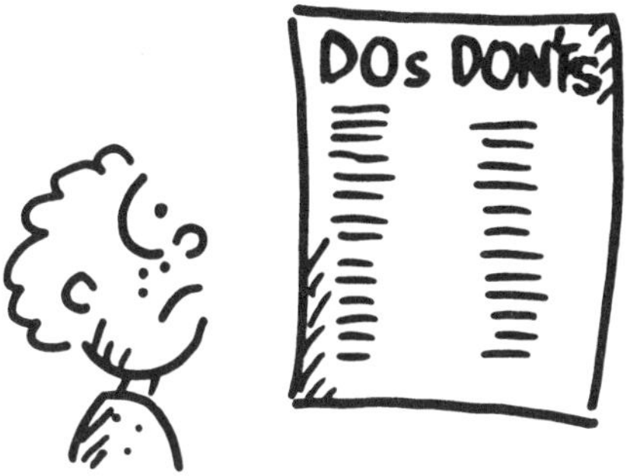

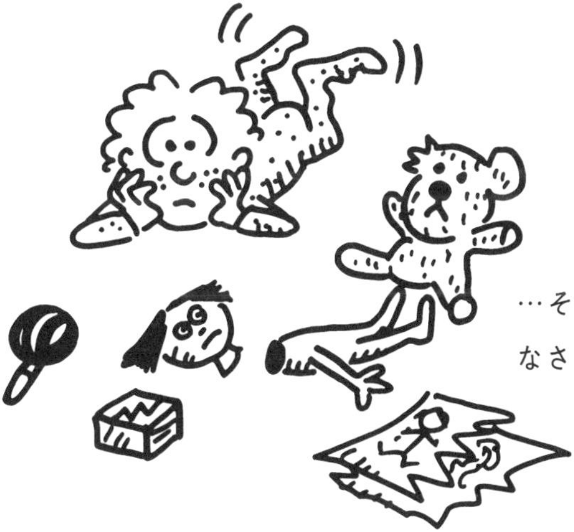

…それとも
なさすぎたかも…

あなたは自分の気持ちを
表現することができなかったかも…

「怖いよ！」

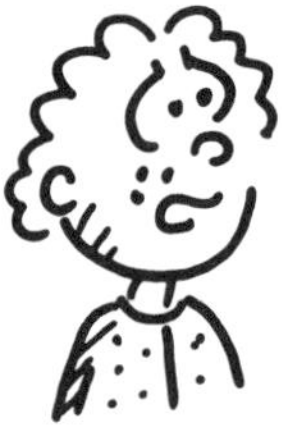

「いいえ、そんなことないわ！」

…罰を受けることを恐れて…

「いやだよ！」

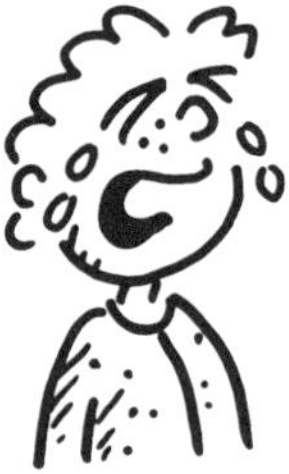

「自分の部屋に行きなさい！」

それとも、あなたは小さかったので、
ただ誤解していただけなのかもしれない。

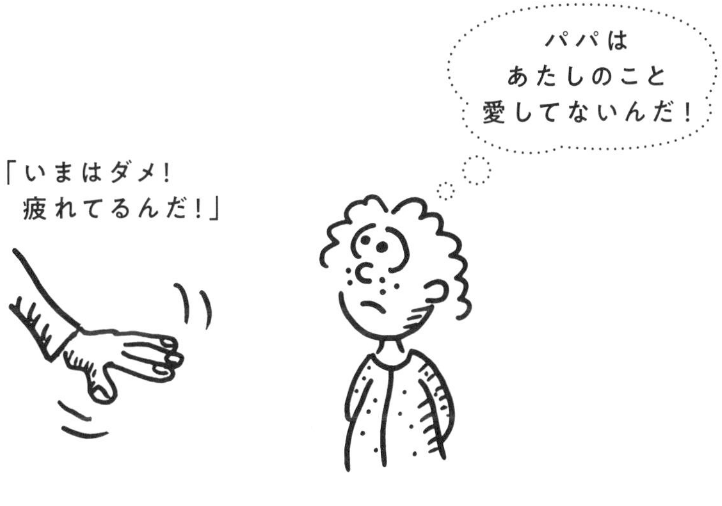
「いまはダメ！
疲れてるんだ！」
パパは
あたしのこと
愛してないんだ！

でも…

…それはあなたのせいじゃない。

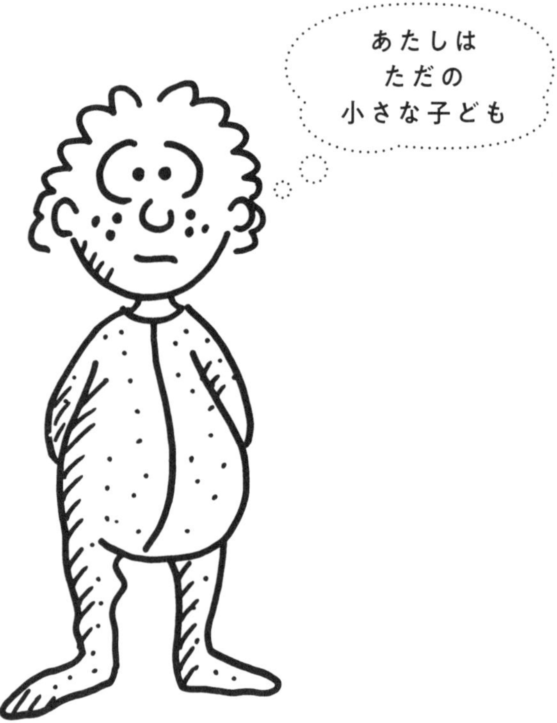
あたしは
ただの
小さな子ども

自分のことを許してあげる。

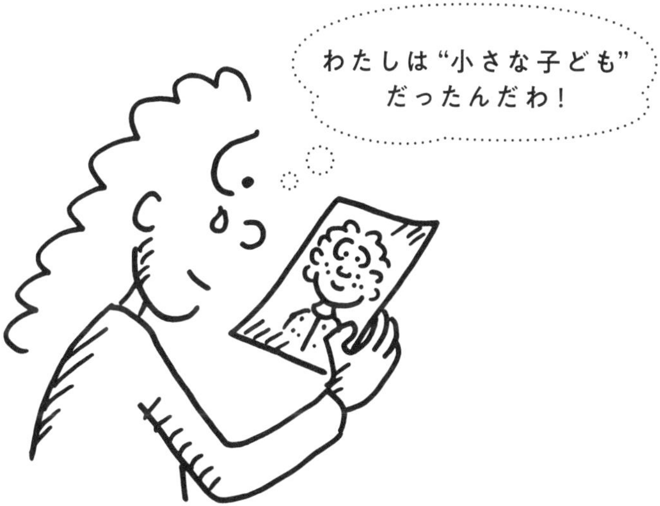
わたしは“小さな子ども”
だったんだわ！

自分が小さかったころに
受け取れなかった愛を
自分に与えよう。

「自分に
やさしくしなきゃ」

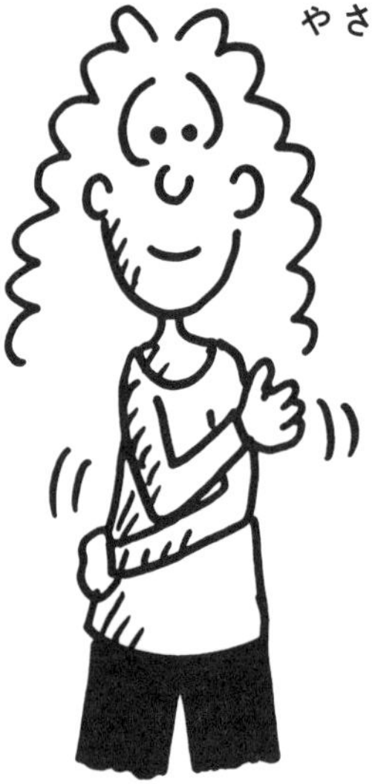

そして…

「あいつ」と仲直りしよう…

「あなたのこと、
誤解していて
ごめんなさい！」

「怖がらせて
悪かったよ」

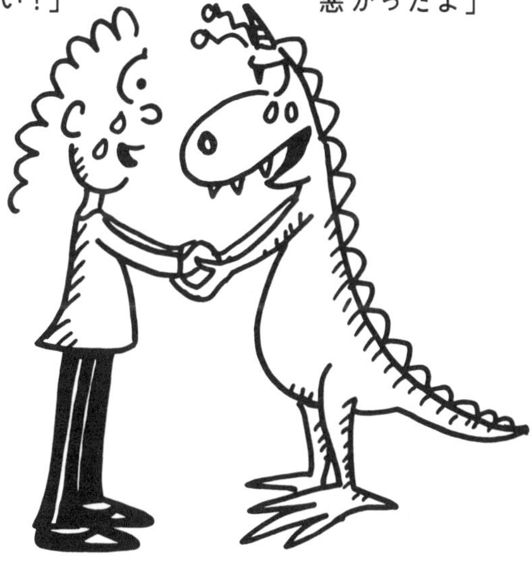

…「あいつ」は
あなたの中にいる
小さな子どもにすぎないのだ。

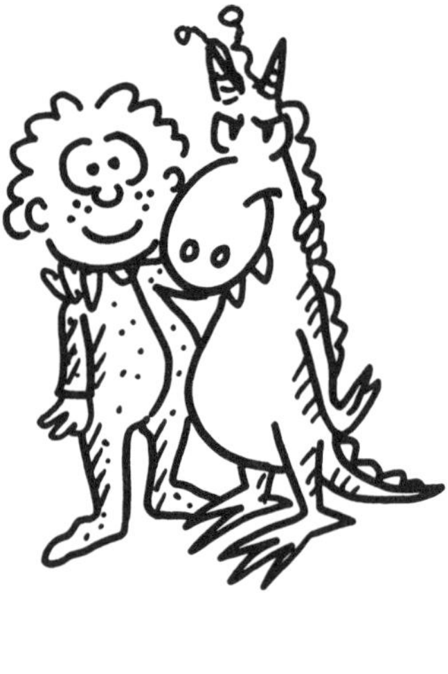

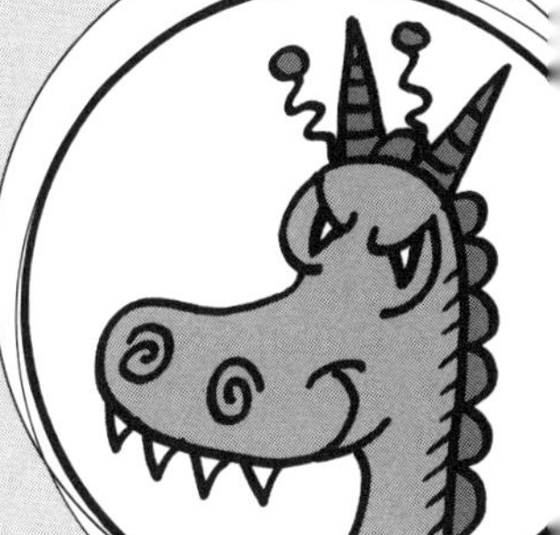

STEP8

「あいつ」や他の人との関係を修復する

まず自分自身との関係を修復することが不可欠…

「わたしが自分のことを
好きじゃないのに、
他の人にわたしを
愛してほしいと
期待するのは
無理だわねぇ」

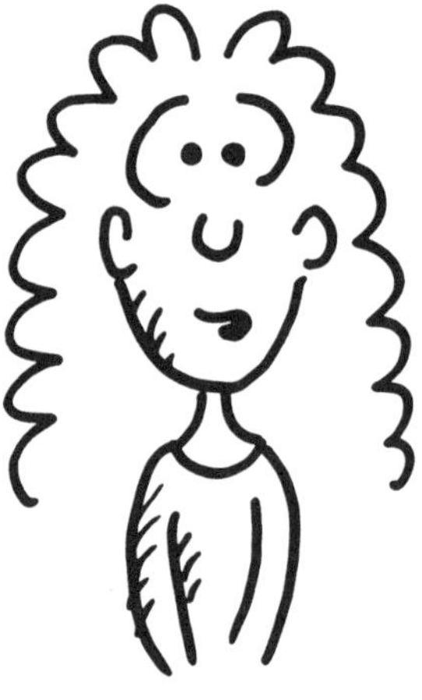

…そして、他の人たちとの関係を修復するのが
次に重要なステップ。

だれがそんなこと言ったの？

「わたしはまだまだ
十分じゃない！」

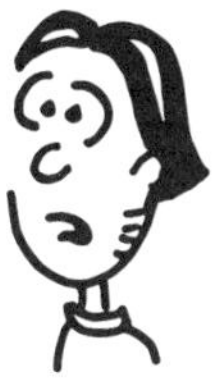

…あなたには
欠点があるとか、
まちがっているとか…

「あの人たちを
怒らせるわけには
いかないわ！」

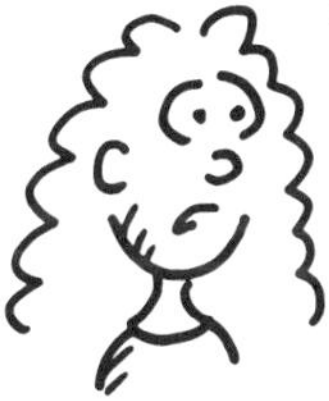

…みんなを
喜ばせ続けなければ
いけないとか…

「間違いを
犯すわけには
いかない！」

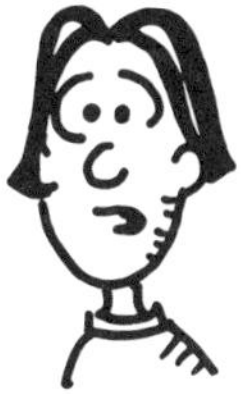

…あなたは
完璧じゃなきゃ
いけないなんて。

たしかにそういうことをした人は
いたはず……

「悪い子ね!」

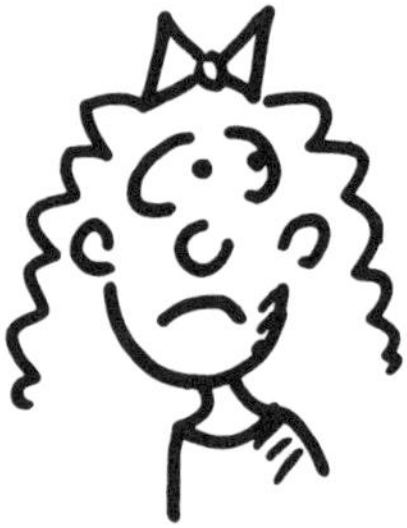

言葉や…

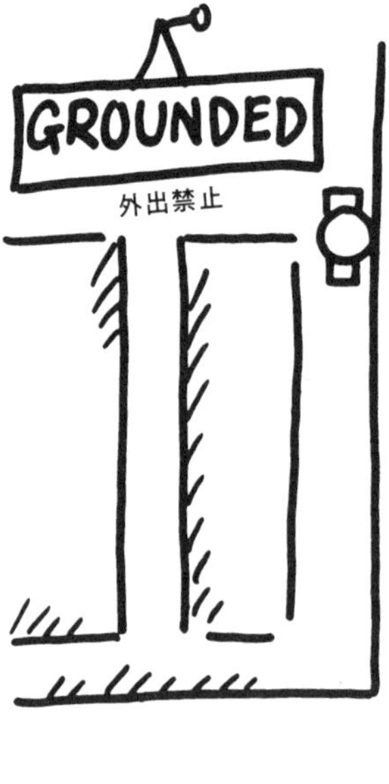

…行為で

じっさい、これまで
こういうメッセージを
何度も何度も
受け取ってきたのかもしれない。

「おまえはバカだ！」　　「みっともない！」

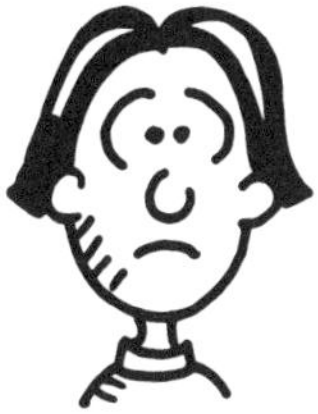

「ちゃんとできないの？」

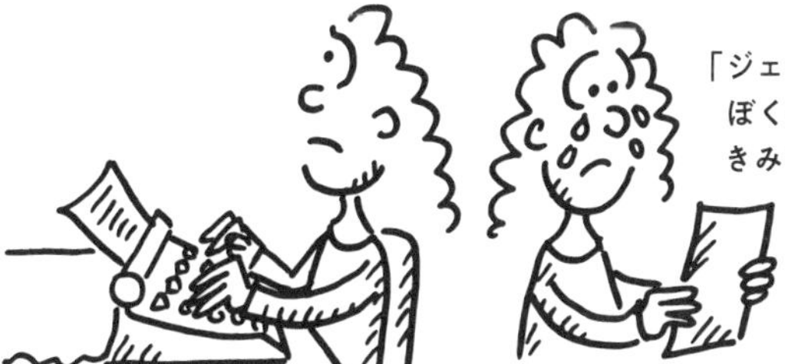

「ジェーンへ、
ぼくはもう
きみを愛していない」

要するに、他の人が
あなたについて
どんな意見をもっていたとしても…

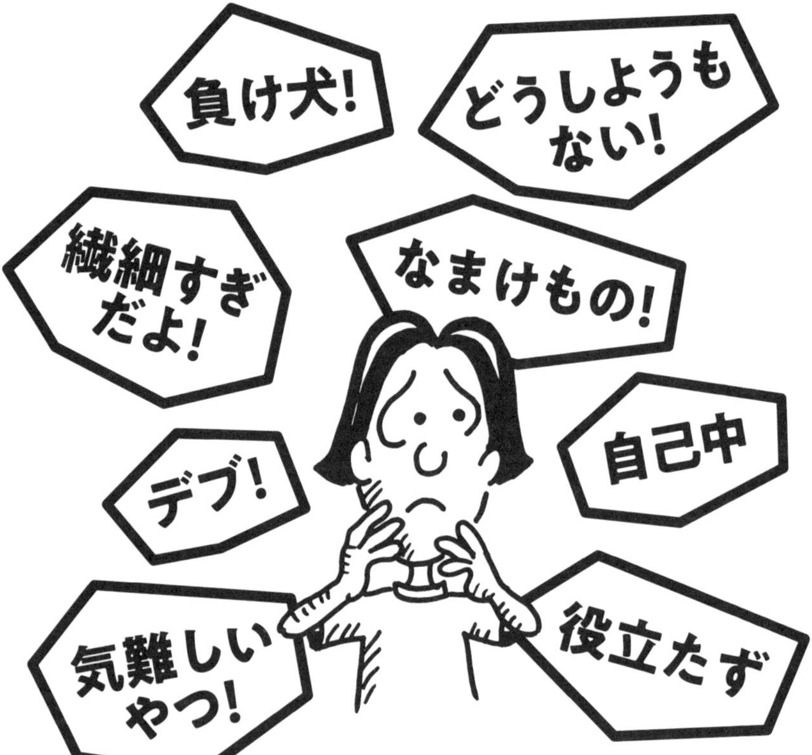
負け犬！
どうしようもない！
繊細すぎだよ！
なまけもの！
デブ！
自己中
気難しいやつ！
役立たず

あなたは
彼らの言うことを信じていたのだ!

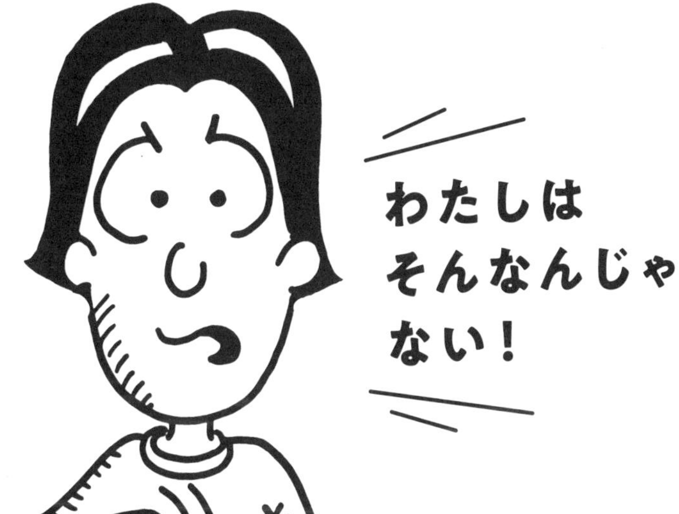
わたしは
そんなんじゃ
ない!

でも、あなたは
異議を唱えることができるのだ!

もし…

「わたしを愛して、
わたしの気分を愛して！」

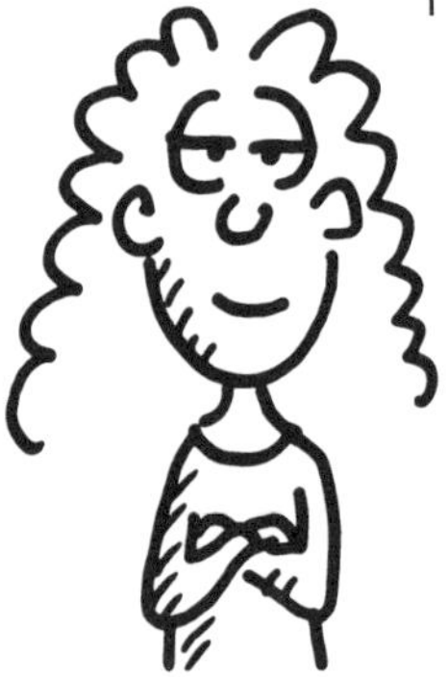

あなたが自分の
すべての面を受け入れ、

「ユニークな人、
それがわたしなの！」

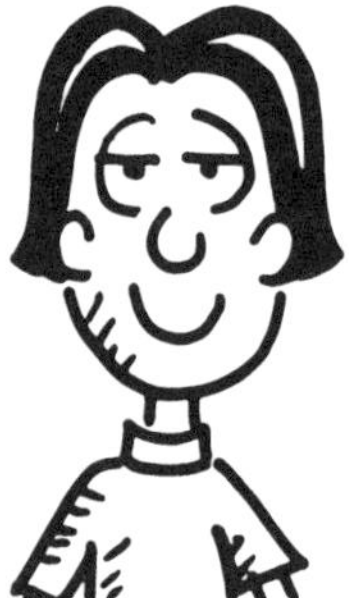

自分が自分でいることを
申し訳ないと思うのを
やめたら…

異議を唱えることができる。

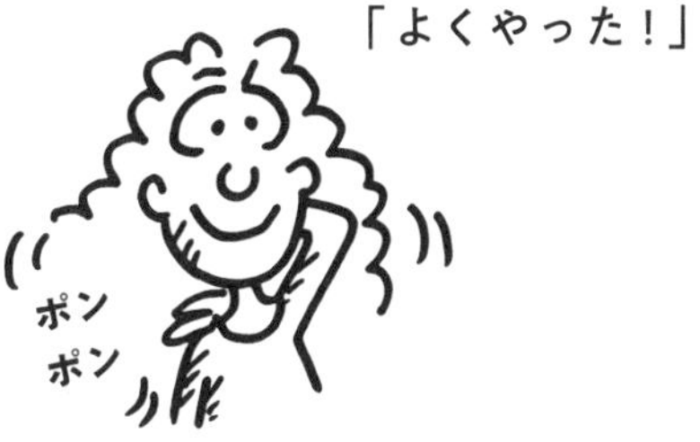
「よくやった！」
ポン
ポン

自分の応援団、ディレクター、
カウンセラー、そして友達でいよう。

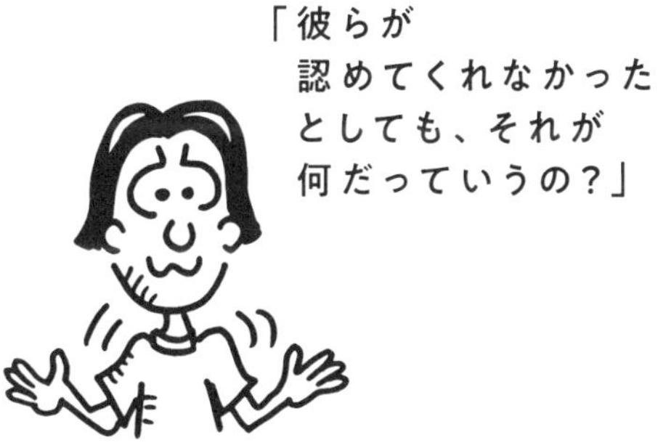
「彼らが
認めてくれなかった
としても、それが
何だっていうの？」

「ごますり病」を
捨ててしまおう。

失敗けっこう。

「OK…失敗しちゃったけど、
次はもっとうまくやるわ！」

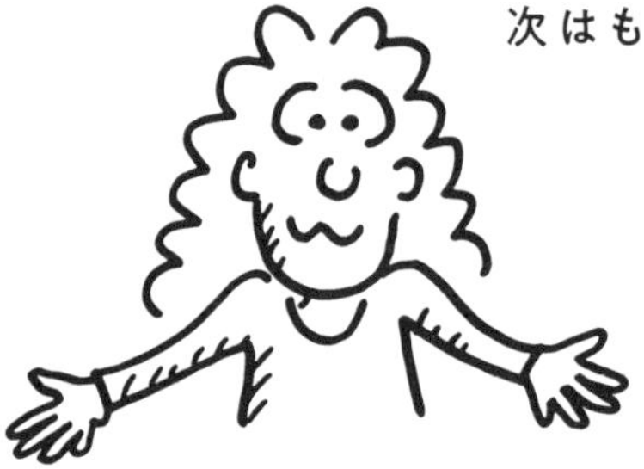

「わたしにできるはずが
ないって言われてきたから、
一度もやってみなかったのよ」

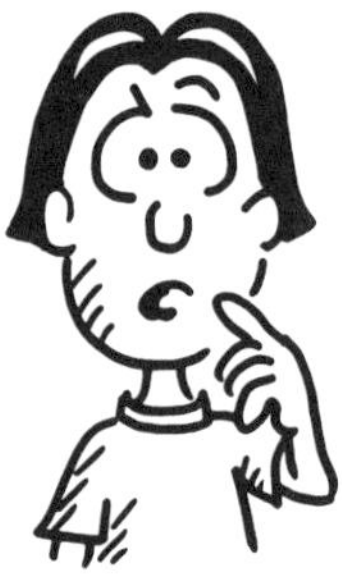

彼らの言うとおりだと
証明するのをやめること!

でも、
だれかにひどく傷つけられたらどうする?

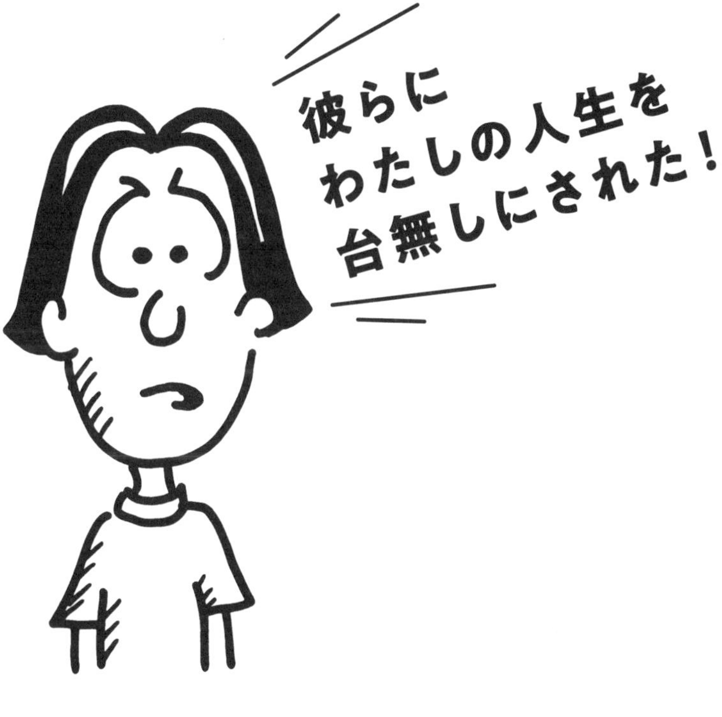
彼らに
わたしの人生を
台無しにされた!

それでも、あなたは選ぶことができる…

「また傷つけられないように、
もうだれもそばに近づけない！」

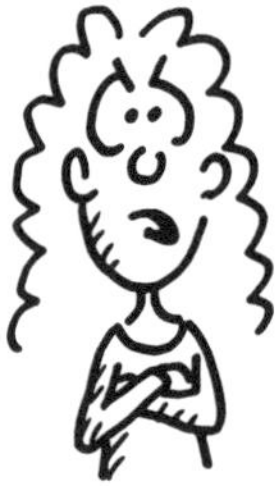

…傷ついたままでいて…

「さびしい」

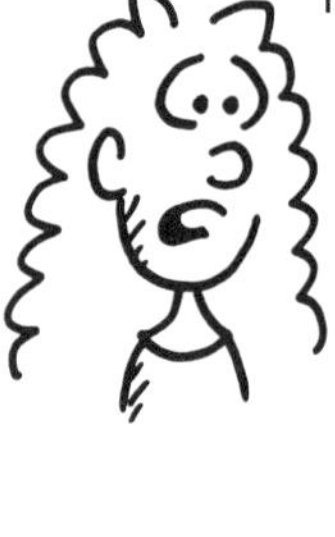

…過去にあなたをずっと
傷つけさせるか…

…それとも、過去の出来事が
現在のあなたにもたらす影響力を
断ち切るか…

「もうおしまい！
エネルギーを切ってやる！」

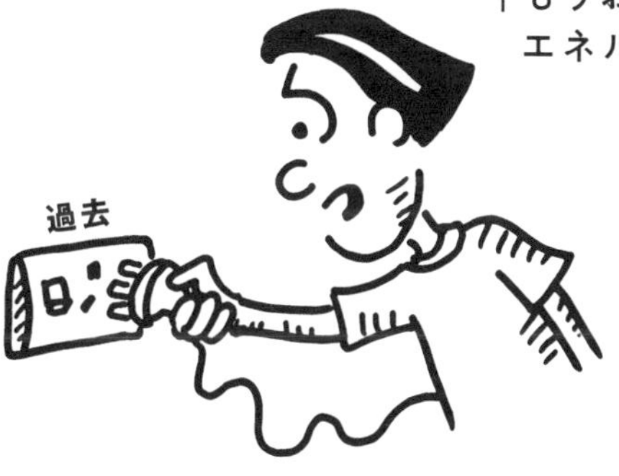

つまるところ、
最高のリベンジは
あなたが人生を楽しむこと!

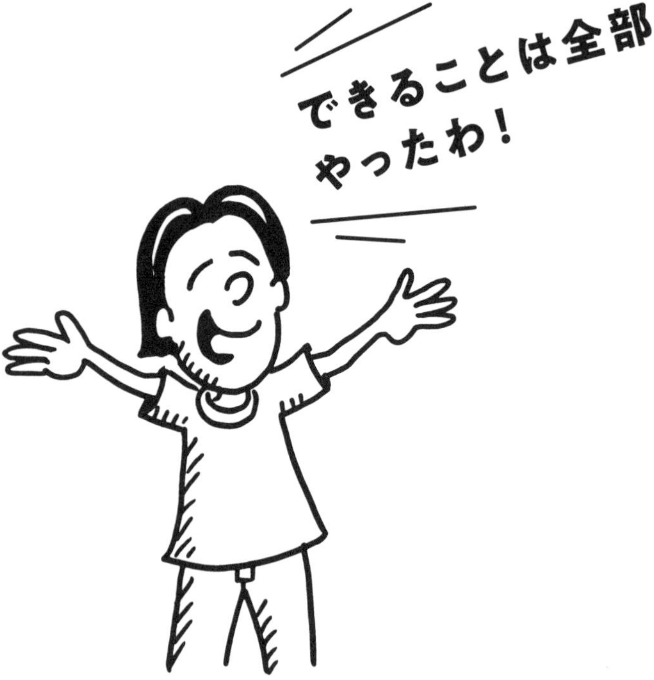
できることは全部
やったわ!

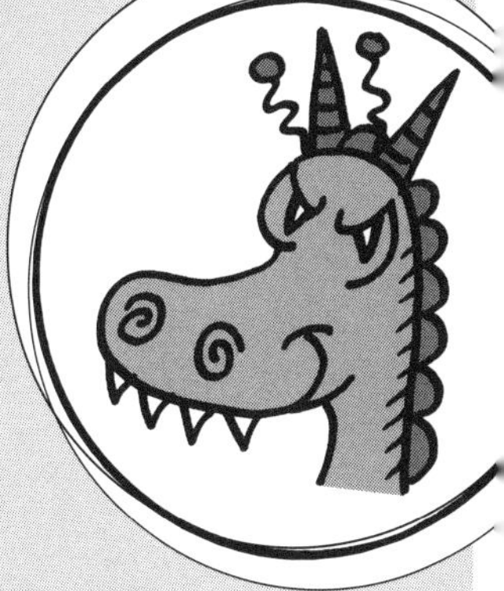

STEP 9

「あいつ」から自由になる

動揺したり怒ったり心配したりすることが
もっと少なかったらどうだろう?

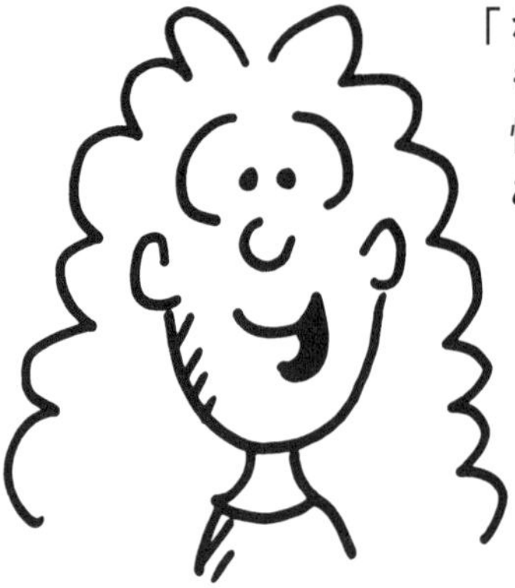

「ねえ、
もうわたしを
悩ませることが
あんまりないのよ!」

そうなったら、
不安を感じることも少なくなるのでは?

人間がみじめになるのは、
ほとんど以下の理由から……

- ✔ ものごとをありのままに受け入れない。
- ✔ 現在を生きていない。
- ✔ 変わることに抵抗する。
- ✔ 苦痛にからめとられたままでいる。
- ✔ 人につくしすぎている。
- ✔ 人生を個人的なものととらえている。

ひとつずつ見ていこう。

●ものごとをありのままに受け入れない。

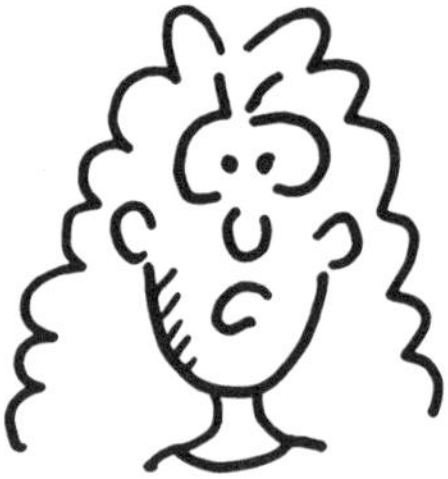

「こうあるべきではないのよ！」

どんな状況であっても、
そこから学びを得られる
というふうに考えたら？

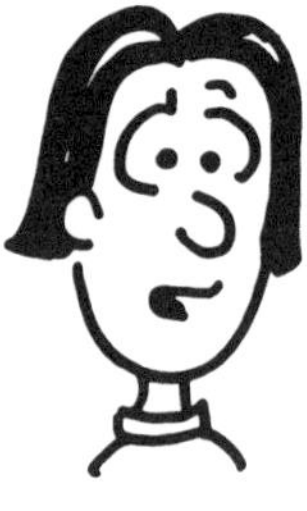

「OK…これから何を学べるかしら？」

いまほど他の人に期待しないとしたら…

「人は遅刻しちゃ
いけないのに！」

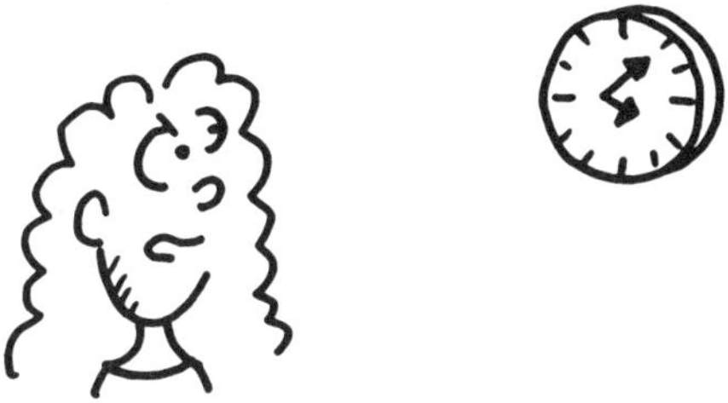

…そしてもっと柔軟になるとしたら？

「そうね、彼らも
来られるときに
来るわね」

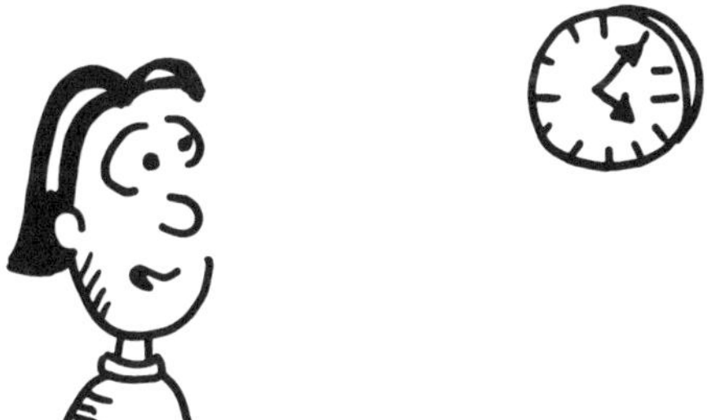

●現在を生きていない。

予言したり…

「もし～だったら？
　もし～だったら？」

…後悔するのを
やめて…

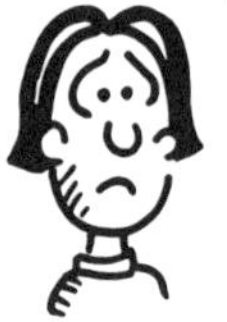

「あのとき～しなければ
　あのとき～しなければ」

…いま、ここでのこと
だけを扱うとしたら？

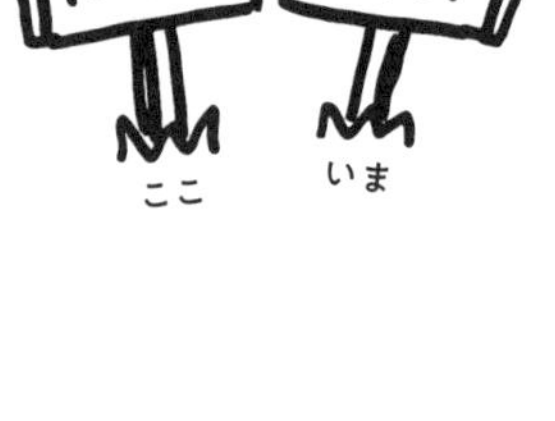

●変わることに抵抗する。

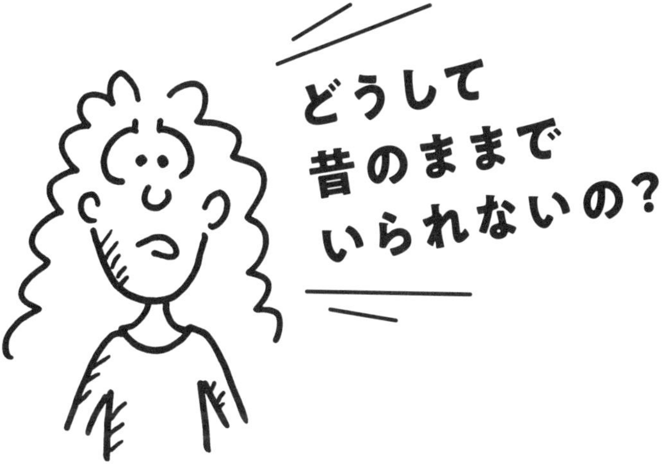
どうして
昔のままで
いられないの？

ずっと続けることではなく、

変わることを計画したら?

こう考えてみて…

すべてのものは変わる。

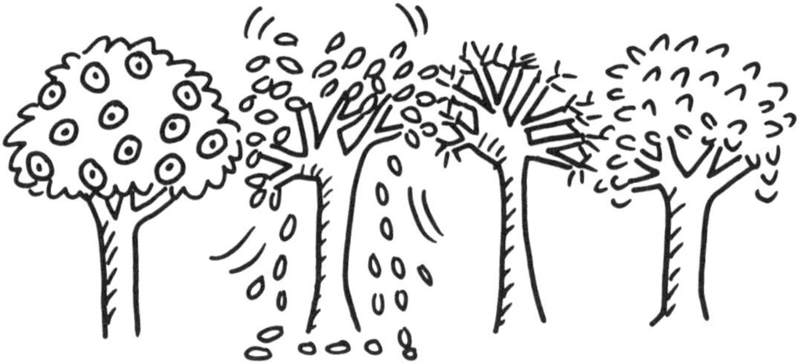

何ごとも
同じままではいられない。

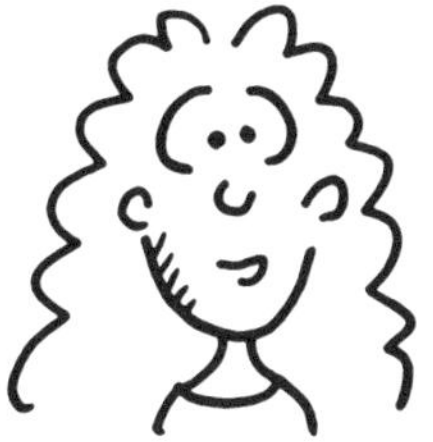

「これも過ぎていく」

…辛いときには、
これは慰めになるし…

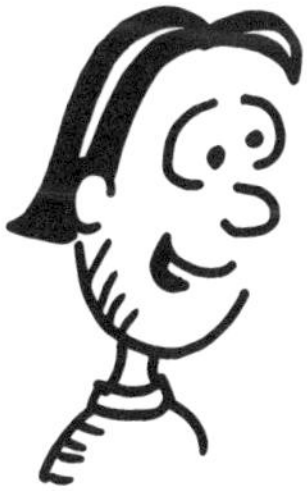

「これを無駄にはしないわ」

…すばらしいときを
大切にする暗示の言葉にもなる。

●苦痛にからめとられたままでいる。

「立ち直れない！」

苦痛を、
考え方を整理しろという
メッセージととらえてみたら？

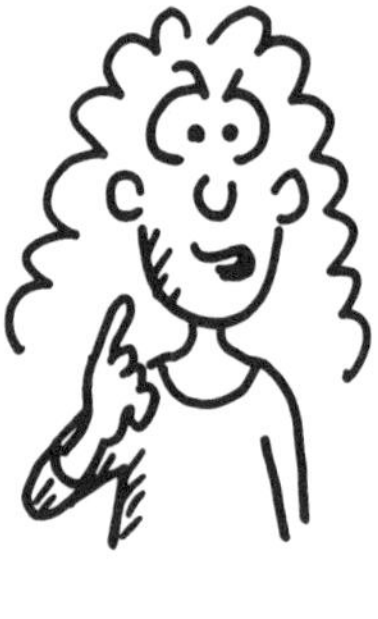

「次はもっと
積極的になればいいんだ！」

苦痛を利用して
ネガティブからポジティブに変わる。

「どうやったら
はっきり話すことが
できるかを
やっと学んだわ！」

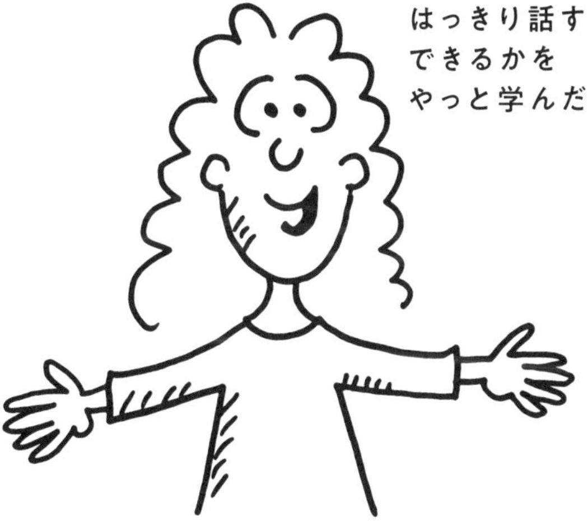

●人につくしすぎている。

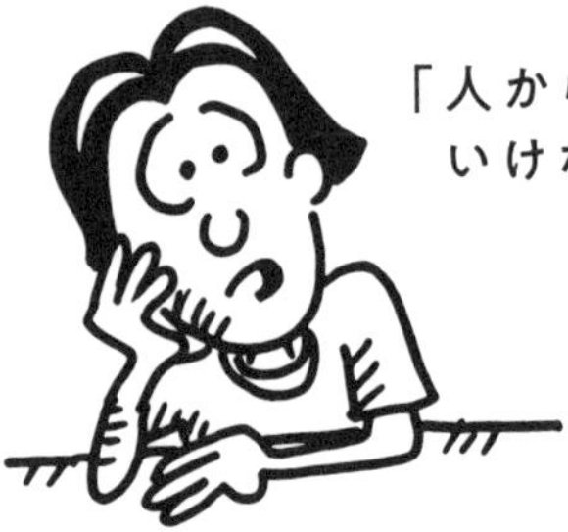

「人から好かれなくちゃ
いけないのよ！」

他の人が
あなたに与えてくれればいいのに、
と思っているものすべてを
自分自身に与えてみれば？

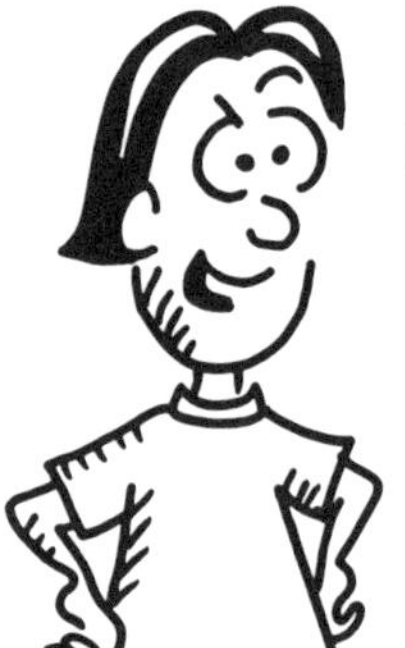

「そうなれば、
自分を好きになれる！」

あなたが彼らに
つけ上がらせるパワーを与えなければ、
だれもあなたを傷つけたり、
落ち込ませたり、
裏切ったりできない。

「フーム。
彼ってずっと
信頼できない人だった!
そんな彼を
信頼するなんて
賢明ではないわ!」

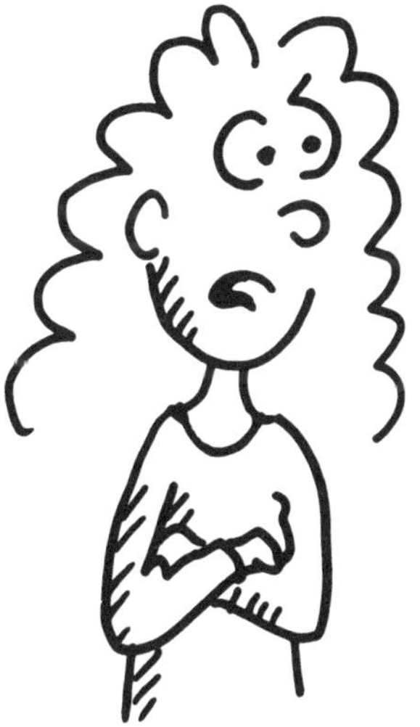

そのパワーを
人のために使うのを
やめちゃえば？

「これを取り戻そう！
自分のために
必要だから！」

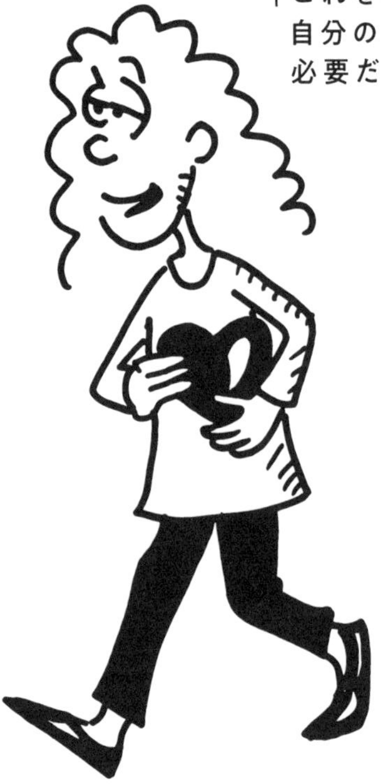

●人生を個人的なものととらえている。

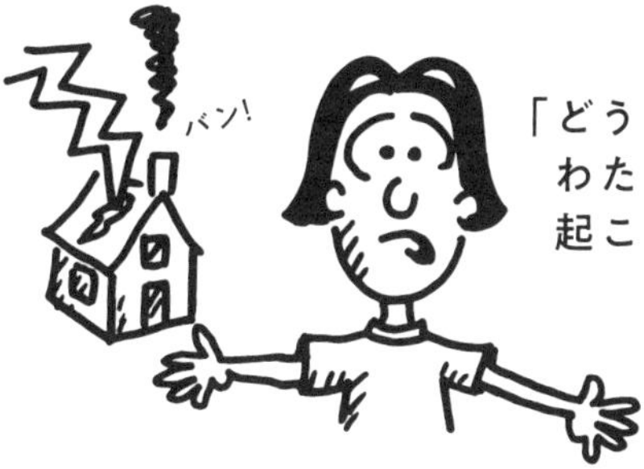

「どうしてこれが
わたしの身に
起こってるの?」

人生を公平か不公平かで判断するのではなく、
自然で偏りのないプロセスだと考えてみたら?

「たまたま
わたしの家に
当たっちゃったのね」

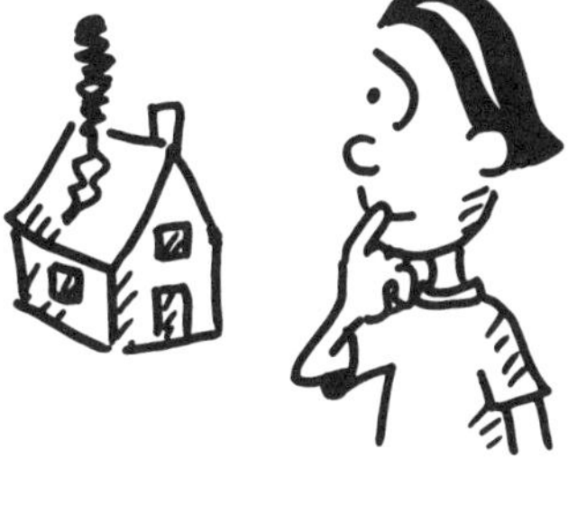

人生とはあなたの
受けとめ方次第。
あなたは人生とはどんなものだと
受けとめているだろうか?

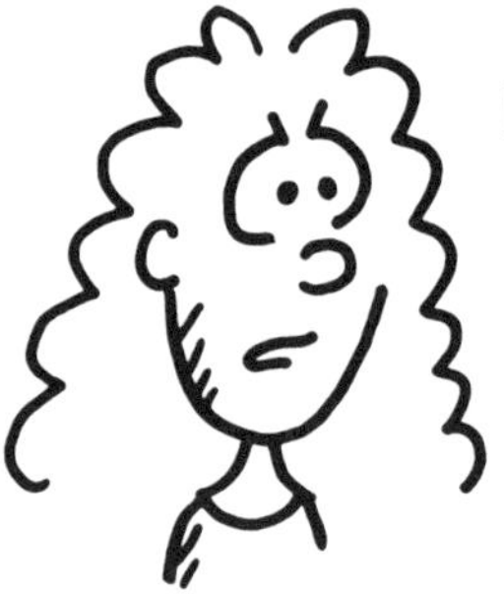

「人生は戦いだ!」

「人生は困難だけど
わくわくするものだわ!」

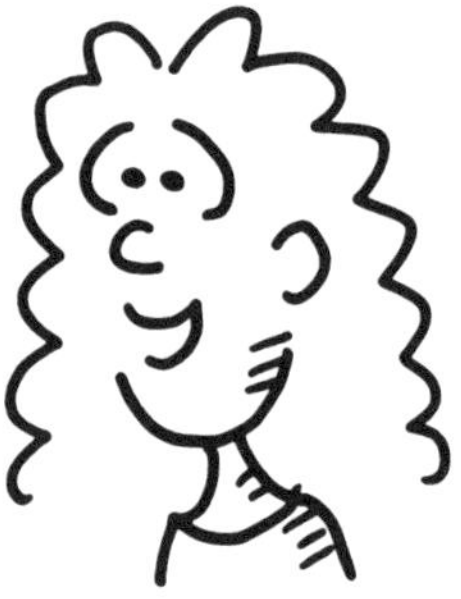

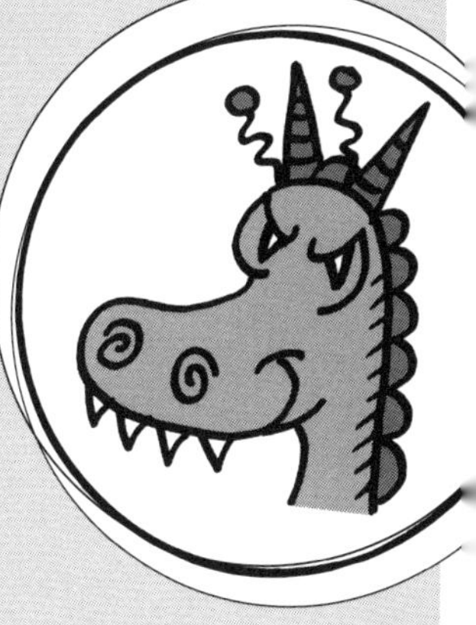

STEP 10

「あいつ」を乗り越える

人生はときとして
でこぼこ道を行くようなもの…

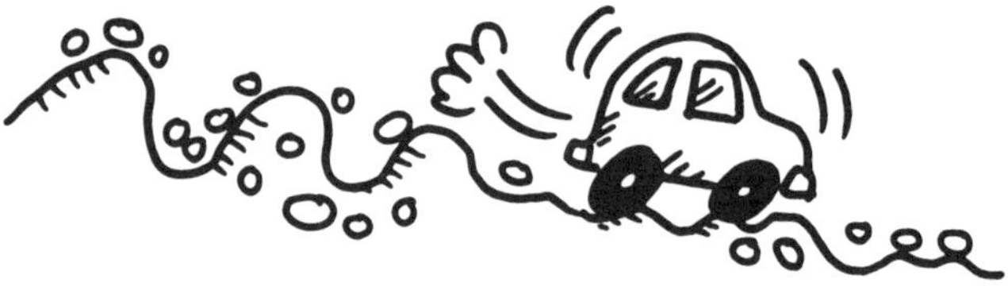

…でも
少し注意すれば…

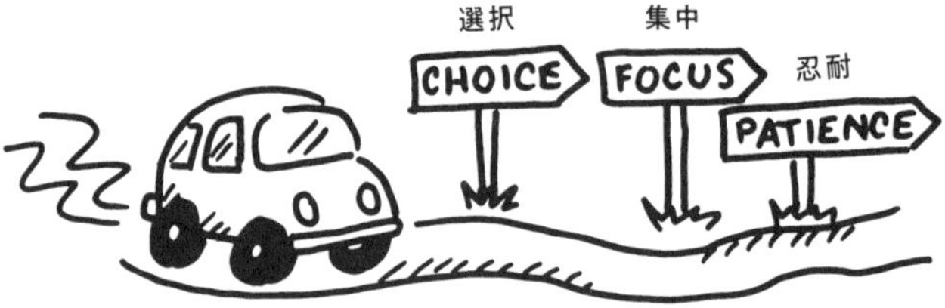

…旅はスムーズなものになる。

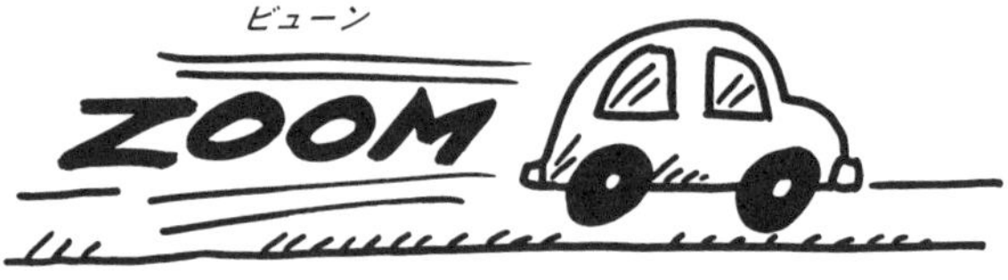

要は、迷ったままでいないために
はっきりとしたナビゲーションと、
目的地を持つこと。

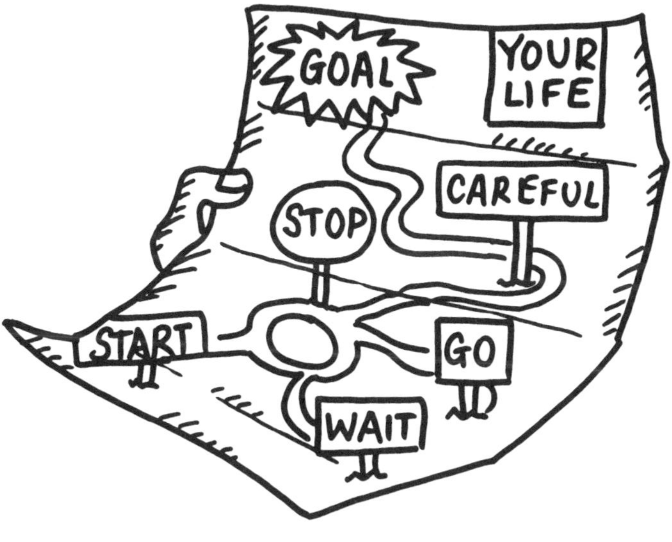

この旅に乗り出すときには、
旅の装備をする…

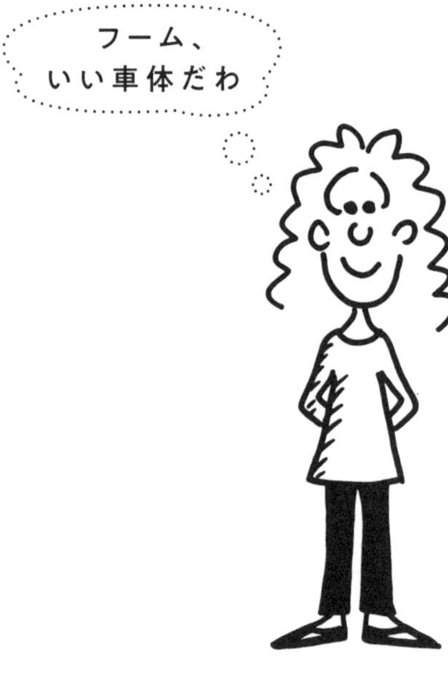

…体も心も、
それから人格も。

ときにはぴったりこないと
思うこともあるかもしれないけれど、
必要な調整をすればいいだけのこと。

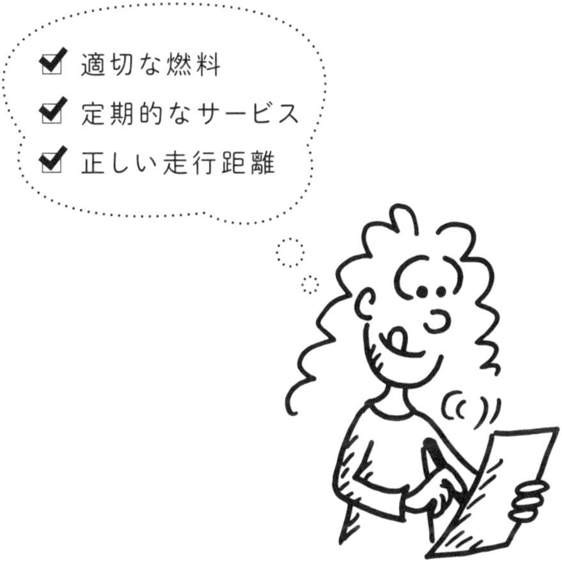

でも、この旅は生涯にわたって
あなたのものだし、
メンテナンスすれば
もっとずっと自分に合ったものになる。

この旅には、何人かの同乗者がいる…

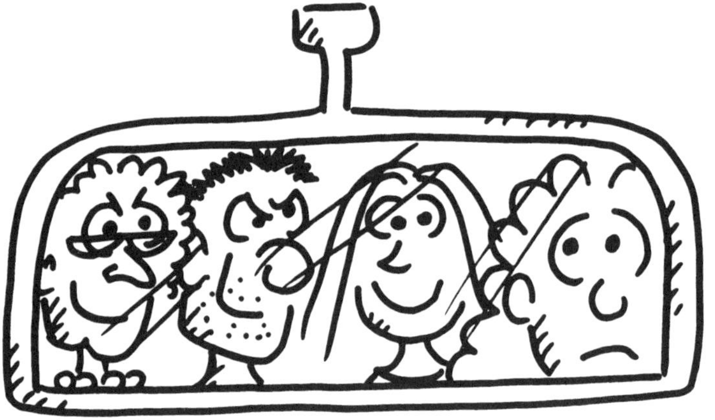

…おもしろい人も、
そうでない人もいるだろう。
でも、彼ら全員から
自分自身についてなにかを
学ぶことができる。

助けてくれる人もいるかもしれないけれど…

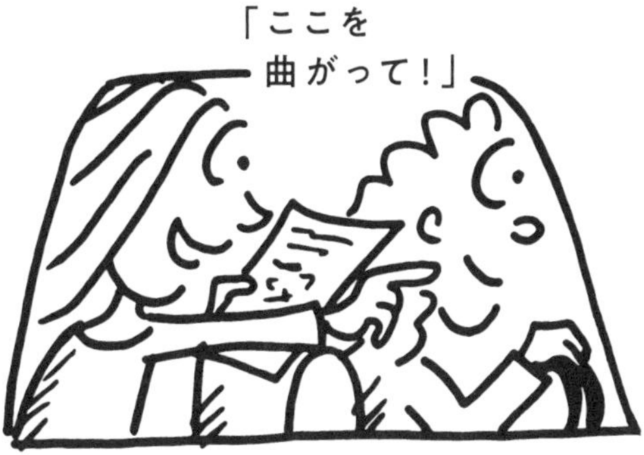

…まちがった方向に
ハンドルを切らせようとする人も
いるかもしれない。

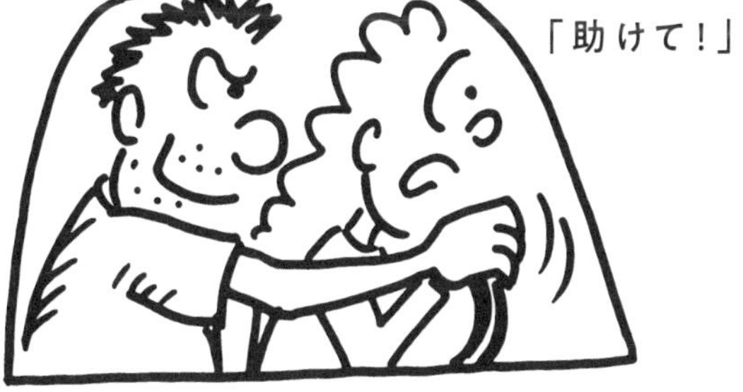

この旅を続けているうちには、
間違った方向に行ってしまうことも
あるかもしれない…

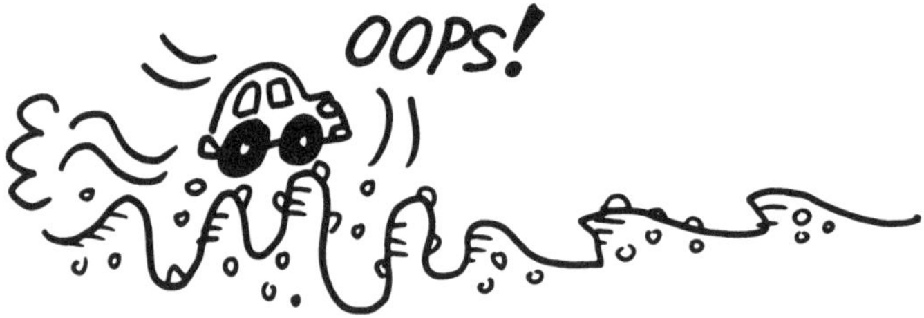

…特に、コツがわかってきたと
思ったようなときに…

…よりよい道を選択しなかったら…

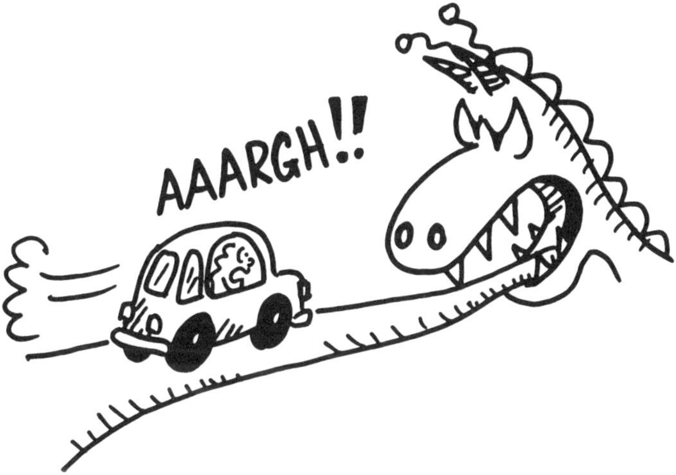

…**たいへんな障害物**の中に

突っ込んでしまうことも…

この時点で、止まってしまうかもしれないし…

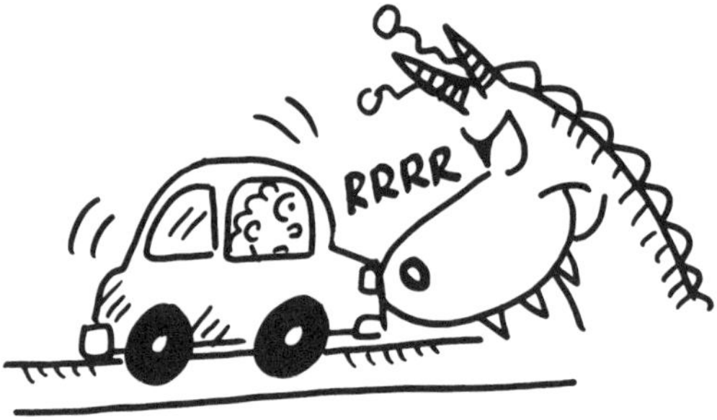

…あるいは、動きつづける方法を
考え出すかもしれない。

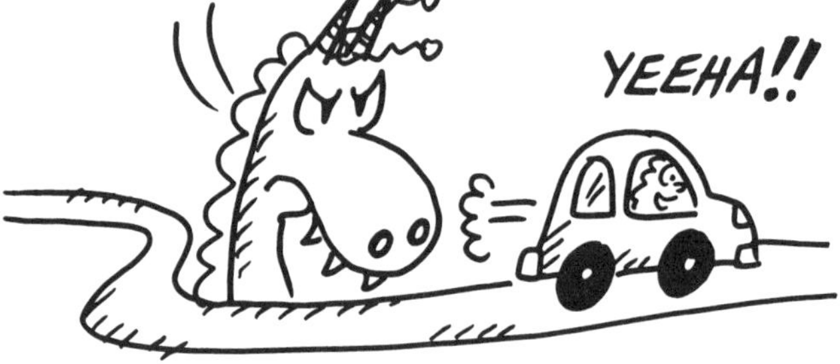

いずれにしても、
何か大事なことを学ぶはず。

もう行ってはいけない道も
学ぶはず。

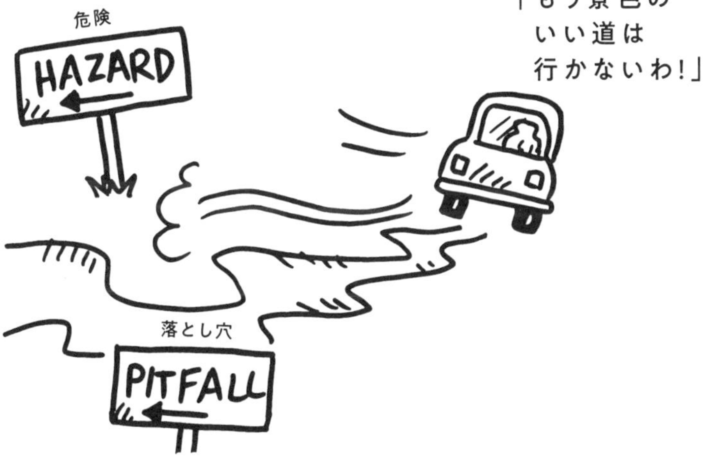
「もう景色の
いい道は
行かないわ!」
危険
HAZARD
落とし穴
PITFALL

肝心なのは…

…これはあなたの旅だということ…

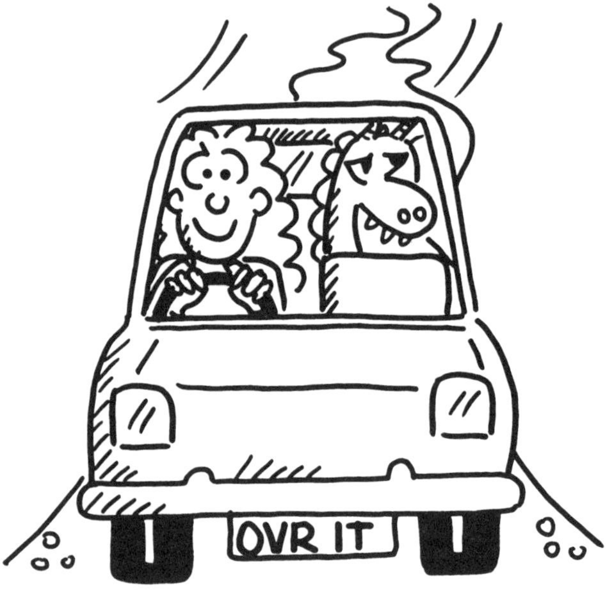

…そして、あなたは
「あいつ」の飼い主なのだから
どこでも好きなところに
導いていけるということ!

訳者あとがき

本書の作者、ベヴ・エイズベットは、オーストラリアで著名なマンガ家、イラストレーターですが、本人もパニック障害やうつで悩んだ経験があります。本書はそんな彼女が立ち上げたワークショップで使っている「不安を乗り越える10のステップ」を書籍化したものです。本業のイラストを駆使し、楽しくわかりやすい仕上がりが持ち味で、自分の中にある不安の種を「あいつ」と擬人化し、その正体は何なのか、それをうまく飼いならし、つきあっていく、さらにはそれを乗り越えて人生を楽しむにはどうすればいいかが描かれています。

作者のこれまでの著書『パニック障害なんてこわくない！』や『パニック障害とうまくつきあうルール』をすでに読んでくださった方には、本書がこれらを簡便にまとめたハンディな手引書になるでしょう。また、この本が初めてという方で、不安障害やパニック障害のことをもっと詳しく知りたいと思われた方は、この二冊を手にとっていただければ、と思います。イラストを多用し、とてもわかりやすくて役に立った、と読者の評判もいい二冊です。

今年世界中に猛威を振るった新型コロナウィルス。その勢いはまだまだ衰えそうもありません。そのせいで、多くの人が外出もできず、友人とも会えずに自宅にこもる生活を余儀なくされています。そんな状況の中で、不安を覚え気持ちが落ち込んでいる人もいるのではないでしょうか。この本が少しでもそんな人々のお役に立てれば幸いです。

2020年11月

入江真佐子

不安《ふあん》を乗《の》り越《こ》える10のステップ
ドキドキ、バクバクをコントロールする方《ほう》法《ほう》

2020年11月30日　第1刷発行

著　者　ベヴ・エイズベット
訳　者　入《いり》江《え》真《ま》佐《さ》子《こ》
発行者　佐藤 靖
発行所　大《だい》和《わ》書房
東京都文京区関口1-33-4
電話　03-3203-4511
装丁　小口翔平+喜來詩織+加瀬梓(tobufune)
DTP　CAPS
本文印刷所　信毎書籍印刷
カバー印刷所　歩プロセス
製本所　小泉製本

ISBN978-4-479-76158-7

http://www.daiwashobo.co.jp